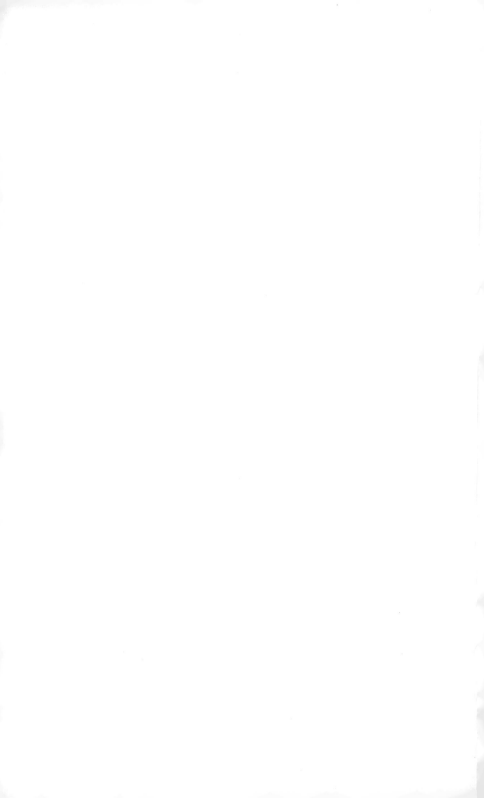

治本修身

中醫內分泌調節養生法

徐小萍 主編

商務印書館

治本修身 —— 中醫內分泌調節養生法

主　　編：徐小萍

副 主 編：劉　蘇

編　　者：王麗娟　周靜波　施榮偉　徐小萍
　　　　　黃莉吉　趙　越　劉　蘇　嚴倩華 (以姓氏筆劃排序)

責任編輯：張宇程

封面設計：楊愛文

出　　版：商務印書館 (香港) 有限公司
　　　　　香港筲箕灣耀興道 3 號東滙廣場 8 樓
　　　　　http://www.commercialpress.com.hk

發　　行：香港聯合書刊物流有限公司
　　　　　香港新界大埔汀麗路 36 號中華商務印刷大廈 3 字樓

印　　刷：陽光印刷製本廠有限公司
　　　　　香港柴灣安業街 3 號新藝工業大廈 (6 字) 樓 G 及 H 座

版　　次：2014 年 9 月第 1 版第 1 次印刷
　　　　　© 2014 商務印書館 (香港) 有限公司
　　　　　ISBN 978 962 07 3431 1
　　　　　Printed in Hong Kong

基於每人體質、病情各異，讀者如有健康問題，宜諮詢相關醫生的意見。本書作者已盡力提供最準確的資料，惟作者與出版社不會為任何對本書內容的應用負上醫療責任。

序

　　我認識徐小萍教授二十多年了，知道她一直從事內分泌系統疾病的臨床與研究工作，在內地業界頗有影響，但卻不知道她這幾年又涉足美容領域，研究內分泌與美容之間的關係，並運用中醫藥調節人體內分泌平衡，同樣有所成就。在繼《中醫內分泌美容學》出版之後，她專為香港讀者度身訂造的這部新作又即將面世。我欣然受邀為此書寫序。

　　細讀這本書，加深了我對美容學與內分泌之間關係的系統認識。人體的內分泌腺體有垂體、甲狀腺、甲狀旁腺、腎上腺、性腺、胰腺、胸腺等。內分泌腺體分泌的激素，也稱荷爾蒙。正常情況下各種荷爾蒙是保持平衡的，如因某種原因使這種平衡打破了，某種激素過多或過少，並會產生一系列連鎖反應，這就造成了內分泌失調，會引起相應的損美類病症。如甲狀腺激素水平失調，可引起頸腫、突眼、消瘦、汗證、脫髮、皮膚乾燥症等；雄／雌激素水平失調，可以引起痤瘡、黃褐斑、面部色素沉着、多毛等；腎上腺皮質激素水平失調，可引起肥胖、面色㿠白；泌乳素水平失常，可引起乳腺發育不良；胰島素失調可引起肥胖、消瘦等。可以説絕大部分影響容貌與形象的病症都與內分泌有關。

這將會調整人們過往治療、預防、養護這一類病症的固有思維與習慣做法，重新審視一味地採用"頭痛醫頭、腳痛醫腳"的治標方法。

中醫治療內分泌性疾病，並非通過激素補充或替代等手段，而是以中醫藥的基本理論為指導，通過內外合治、針藥並施、藥食同用等手段，整體調節陰陽平衡，糾正臟腑氣血失調，主動激發或推動自身荷爾蒙代謝的再調節，而達到治療內分泌激素紊亂引起的各種損害容貌與形象的疾病。可以說中醫治療內分泌疾病，具有整體治療，治病求本；運用自然藥物，副作用少；方法多樣，療效穩定等特點。

細讀這本書，有許多特出之處。一是信息量大，資料豐富。書中幾乎涉及影響人體外貌的所有病證，從頭到腳：面色㿠白、痤瘡、黃褐斑、脫髮、眼球突出、頸腫、皮膚乾燥症、多汗症、多毛症、肥胖、消瘦、乳房發育不良等，共 12 個病症。從病因、病理、辨證分型論治、辨病論治，以及內服中藥、針灸推拿，外治外敷、食療保健、平時養護等都作了系統介紹；同時還介紹了現代醫學的相關機理與常規治療方法。二是集科普性與學術性於一體。這本書不同於一般意義上的科普書，它是在科普的基礎上體現學術性與專業性，用通俗的語言，講明專業性的知識，書中一病一證、一方一藥都凝結了作者長期從事臨床與學術研究的心得體會。在照顧到廣大普通讀者的同時，相信對醫學生、中醫師等專業人士都會有很大的幫助。三是衷中參西。書中在突出中醫藥內容的同時，能將中西醫知識結合在一起，從中西醫兩方面，簡明扼要地闡明道理。把中醫藥學、西醫內分泌學、美容學等學科專業知識有機地結合起來，讓讀者對某一病症能有一個全面、清晰的認識。

徐教授帶領她的編寫團隊，能想讀者之所想。書中所列的問題，也都是我的疑問或我的關注，所列條目清楚，層層深入，向人們娓娓道來，自然地吸引讀者一步一步去了解其中的道理。並對讀者可能產生疑慮的問題，作出了權威解讀與提示。

就寫到這裏，餘下來讓讀者自己去慢慢體驗吧。

香港浸會大學中醫藥學院

薛益明博士

2014 年 6 月

目錄

第一部分　面部病症

緒　論

甚麼是內分泌系統？

內分泌是相對於外分泌而言的。

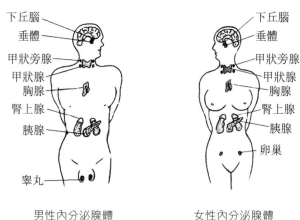

男性內分泌腺體　　　　　女性內分泌腺體

1. **外分泌**：外分泌腺體細胞所分泌的物質是通過導管排到體腔或體表的，又稱之為"有管腺"。外分泌腺有：唾液腺、淚腺、汗腺、皮脂腺、胃腺、小腸腺、氣管腺、前列腺、精囊腺、尿道球腺等，由此而構成了外分泌系統。

2. **內分泌（endocrine）**：內分泌腺是沒有導管的腺組織，又稱之為"無管腺"。內分泌腺體細胞所分泌的物質稱為激素（hormone，荷爾蒙），直接分泌到毛細血管或組織間液，被血液和淋巴吸收，運送至全身各處，通過體液調節方式，對機體的各方面功能起着重要的調節作用。內分泌腺有：垂體、甲狀腺、甲狀旁腺、腎上腺、性腺、胰腺、胸腺等。內分泌學就是研究與內分泌激素調節有關的一門學科。

3. **內分泌系統**：內分泌系統由內分泌器官、內分泌組織及內分泌細胞組成。內分泌器官（內分泌腺）包括甲狀腺、甲狀旁腺、腎上腺、垂體等；內分泌組織包括某些臟器中的內分泌結構，如胰島、卵巢、睾丸間質細胞等；內分泌細胞包括分散於某些器官上皮中的內分泌細胞，如胃腸內分泌細胞等。

內分泌組織器官所分泌的激素在血液內的含量甚微，但作用很大，能調節和管理全身的新陳代謝，對人的生長、發育、衰老、性機能活動以及體液酸鹼平衡等都具有主要的調節作用。內分泌系統的運作是一系列"無意識"的生理過程，所分泌出的各式各樣的激素，由血液進入身體的組織和細胞，起到調節作用。而人體神經系統的運作，是一系列"有意識"的對外感覺的協調過程。我們可以把內分泌系統比喻為一個對內管理系統的"內部總指揮"；神經系統比喻為對外、對內統管的"總司令"。可以說內分泌系統分泌各種激素，和神經系統，一起調節人體的代謝和生理功能，內分泌系統是神經系統之外的一個重要機能調節系統。

內分泌激素有甚麼作用？

內分泌系統（endocrine system）是機體的重要調節系統，它與神經系統相輔相成，共同調節機體的生長發育和各種代謝，維持身體內環境的穩定，並影響行為和控制生殖等。為了保持機體內主要激素之間的平衡，在中樞神經系統的作用下，形成一套複雜的自我調節系統。激素一般以相對恆定的速度（如甲狀腺素）或一定節律（如腎上腺皮質醇、性激素）釋放，生理或病理因素可影響激素的基礎性分泌，再由感測器監測和調節激素水平，形成反饋調節系統，這是內分泌系統中的重要自我調節機制。中樞神經系統的信息經過下丘腦、垂體，到達外周腺體，由靶細胞發揮生理效應，其中任何一段均受正反饋或負反饋調節的控制。實際上，是激素之間的自我調節，相互制約、相互平衡的生理過程，才達到動態、穩態的一個體內環境。

1. 甲狀腺

甲狀腺位於氣管上端的兩側，呈蝴蝶形。分左右兩葉，中間以峽部相連，峽部橫跨第二、三氣管軟骨的前方，正常人在吞嚥時甲狀腺隨喉上下移動。甲狀腺分泌甲狀腺素，能增進機體的物質代謝，促進機體的生長和發育。甲狀腺的生理功能主要體現在以下幾個方面：

i) **對三大營養物質代謝的作用。** 在正常情況下，甲狀腺激素主要是促進蛋白質合成，特別是使骨、骨骼肌、肝等蛋白質合成明顯增加。然而甲狀腺激素分泌過多，反而使蛋白質，特別是骨骼肌的蛋白質大量分解，因而消瘦無力。在糖代謝方面，甲狀腺激素有促進糖的吸收，肝糖原分解的作用；同時還能促進外周組織對糖的利用。總之，它加速了糖和脂肪代謝，特別是促進許多組織的糖、脂肪及蛋白質的分解氧化過程，從而增加機體的耗氧量和產熱量。

ii) **促進生長發育。**主要是促進代謝過程，而使人體正常生長和發育，特別對骨骼和神經系統的發育有明顯的促進作用。所以，如兒童在生長時期甲狀腺功能減退則會發育不全，智力遲鈍，身體矮小，臨床上稱為"呆小症"。

iii) **提高神經系統的興奮性。**甲狀腺素有提高神經系統興奮性的作用，特別是對交感神經系統的興奮作用最為明顯，而使心肌收縮力增強，微動脈收縮，汗腺分泌增加，心率加快。所以甲狀腺機能亢進的病人常表現為容易激動、失眠、心跳過速和多汗。

iv) **產熱效應。**甲狀腺激素可提高大多數組織的耗氧率，增加產熱效應。甲狀腺功能亢進患者的基礎代謝率可增高 35% 左右；而甲狀腺功能低下患者的基礎代謝率則可降低 15% 左右。

2. 甲狀旁腺

甲狀旁腺是卵圓形小體，形似黃豆，呈黃棕色，通常有兩對，位於甲狀腺兩側葉的後面。甲狀旁腺分泌甲狀旁腺素，主要功能為調節鈣、磷代謝。

3. 腦垂體

腦垂體是一個橢圓形的小體，重不足 1 克，位於顱底垂體窩內，借垂體柄與丘腦下部相連，分腺體部和神經部。它分泌多種激素，所以腦垂體又被稱之為內分泌系統的"總指揮"。分泌的

激素包括:

i) **生長激素**:生長激素與骨的生長有關,幼年時期如缺乏此激素,則使長骨的生長中斷,形成侏儒症;如過剩,則使全身長骨發育過盛,形成巨人症。

ii) **催乳素**:催乳素可以催進乳腺增殖和乳汁生成及分泌。

iii) **促性腺激素**:促性腺激素包括卵泡刺激素和黃體生成素,可促進雄、雌激素的分泌,卵泡和精子的成熟。

iv) **促腎上腺皮質激素**:促腎上腺皮質激素主要作用於腎上腺皮質的束狀帶、網狀帶,促使腎上腺皮質激素的分泌。

v) **促甲狀腺激素**:促甲狀腺激素作用於甲狀腺,使甲狀腺增大,甲狀腺素的生成與分泌增多。促甲狀腺激素缺乏,將引起甲狀腺功能低下的症狀。

vi) **抗利尿激素**:抗利尿激素是下丘腦某些神經細胞產生,並運輸貯藏在垂體的一種激素。它作用於腎臟,促進水的重吸收,調節水的代謝。抗利尿激素缺乏時,發生多尿,稱為尿崩症;抗利尿激素過多時,能使血管收縮,血壓升高,所以又稱"血管加壓素"。

vii) **催產素**:催產素與抗利尿激素相似,也由下丘腦某些神經細胞產生,它能刺激子宮收縮,並促進乳汁排出。

4. 腎上腺

腎上腺位於腎的上端,左右各一,右側呈三角形,左側近似半月形,活體呈黃褐色。它和腎臟共同被腎脂肪囊和腎筋膜所包裏。腎上腺實質可分為內層的髓質和外層的皮質。皮質分泌的激素主要是調節代謝；髓質分泌的激素主要作用於心血管系統。

5. 胸腺

胸腺是一個淋巴器官，兼有內分泌功能。在新生兒和幼兒時期胸腺發達，體積較大，性成熟以後，逐漸萎縮、退化。胸腺分為左、右兩葉，不對稱，成人胸腺約 25~40 克，主要位於胸部上縱隔的前部。胸腺在胚胎期是造血器官，在成年期可造淋巴細胞、漿細胞和髓細胞。胸腺的網狀上皮細胞可分泌胸腺素，它可促進具有免疫功能的 T 細胞的產生和成熟，並能抑制運動神經末梢的乙醯膽鹼的合成與釋放。因此，當患胸腺瘤時，因胸腺素增多，可導致神經肌肉傳導障礙而出現重症肌無力。

6. 胰腺內分泌

胰腺不但能分泌消化液，也能分泌激素。它分泌激素的組織，叫做胰島。胰島是分散在胰腺內大小不等、形狀不定的細胞索團。胰島分泌胰島素，其主要功能是調節糖代謝，降低血糖水平。它能促進全身各組織，尤其能加速肝細胞和肌細胞攝取葡萄糖，並且促進它們對葡萄糖的貯存和利用。肝細胞和肌細胞大量吸收葡萄糖後，一方面將其轉化為糖原貯存起來，或在肝細胞內將葡萄糖轉變成脂肪酸，轉運到脂肪組織貯存；另一方面，促進葡萄糖氧化生成高能磷酸化合物，作為能量來源。

7. 性腺

性腺有男女之別。男性睪丸內的間質細胞分泌雄激素；女性卵巢內卵泡成熟過程中分泌雌激素，排卵後形成的黃體分泌孕激素。上述性激素都可刺激生殖器官發育，促進第二性徵出現。

i）男性睪丸：可分泌男性激素睪丸酮（睪酮），其主要功能是促進性腺及其附屬結構的發育以及副性徵的出現，還有促進蛋白質合成的作用。

ii）女性卵巢：卵巢可分泌卵泡素，能刺激子宮內膜增生，促使子宮增厚、乳腺變大和出現女性性徵等；分泌孕酮，能促進子宮上皮和子宮腺的增生，保持體內水、鈉、鈣的含量，並能升高體溫。

知多一點點

兩性在生殖器結構方面的差異，是各自性別最根本的標誌，稱為"第一性徵"，又稱主性徵。同樣可顯示兩性差異的生殖器以外的男女身體的外形區別，則稱為"第二性徵"，又稱副性徵。第一性徵在出生時就基本完備了，第二性徵卻要在進入青春期後才會出現。

8. 松果體

松果體位於丘腦後上方，為一橢圓形小體，呈淡黃色。兒童時較發達，以後逐漸萎縮並有鈣鹽沉着。松果體分泌的激素與調節代謝和其他一些內分泌腺的作用有關，特別是與抑制性腺的發育有關。

內分泌失調如何影響外貌？

正常情況下，各種激素是保持平衡的，如因某種原因使這種平衡打破了（某種激素過多或過少）就會造成內分泌失調，引起相應的臨床表現。男性和女性都可能出現內分泌失調。內分泌系統的紊亂可以比喻為我們人體對內指揮和操作中心的程式出了差錯。

內分泌失調可以引起很多病症，這裏主要討論因內分泌失調而出現的損美性病變。如甲狀腺激素水平失調，可引起頸腫、突眼、消瘦、身材矮小、汗證、脫髮、皮膚乾燥症等；雄 / 雌激素水平失調，可以引起痤瘡（即暗瘡）、黃褐斑、面部色素沉着、多毛症等；腎上腺皮質激素水平失調，可引起肥胖、消瘦、面色㿠白；生長激素水平異常，可引起身材矮小；泌乳素水平失常，可引起乳腺發育不良；胰島素失調，可引起肥胖、消瘦、痤瘡等。

1. **甲狀腺激素失調**：由於甲狀腺激素過多，使機體代謝亢進，糖代謝速率加快，加速脂肪代謝，使蛋白質分解明顯加強，體內物質消耗過度，引起多汗、消瘦。甲狀腺激素過多，也可導致交感神經興奮而使眼外肌和提上瞼肌張力增高，引起突眼。甲狀腺激素分泌過多，甲狀腺腺體濾泡會“過度工作”而出現代償性增大，引起頸腫。甲狀腺素過少，則影響人的生長發育，神經系統功能的發生與成熟、腦血流量的正常供應，以及骨骼的生長發育等，引起皮膚乾燥、脫髮，嚴重者會出現呆小症。

2. **性激素失調**：雌激素促進女子性器官的形成，第二性徵的發育。雌激素對於保持婦女正常皮膚結構有一定的作用。皮膚有許多雌激素受體，使皮膚飽滿、滋潤、有光澤。當雌激素不足時，就會出現黃褐斑、面部色素沉着等損容病症。雄激素的主要作用，是促進男子性器官的形成及第二性徵發育。人體皮膚皮脂腺的發育與皮脂分泌直接受雄激素的支配。雄激素過多，能刺激皮脂腺，使皮脂分泌功能異常活躍，皮脂大量分泌，毛囊口亦隨之擴大。由於毛囊皮脂腺導管或毛囊口的角化堵塞，使過多的皮脂不能及時排出，淤積在毛囊內形成皮脂栓塞，堵在毛囊口，就會形成痤瘡。雄激素過多還會引起多毛症。

3. 腎上腺素失調：腎上腺皮質激素減慢葡萄糖的分解，減少周圍組織對葡萄糖的利用，促進糖原的儲存，促進糖原異生作用；同時，也促進蛋白質分解，抑制蛋白質合成，造成負氮平衡。糖皮質激素快速啟動，分解脂肪，使脂肪組織重新分配。四肢脂肪相對缺乏，而頸項部、鎖骨上區的脂肪沉積特別突出，軀幹、前縱隔和腸系膜的脂肪沉積也增多，可引起向心性肥胖、滿月臉、水牛背等。腎上腺皮質激素下降，促腎上腺皮質激素和促黑素的分泌就會增多，可引起皮膚色素沉着。如果是糖皮質激素缺乏，胃腸功能失調，食慾不振、消化不良、營養障礙，以及肌肉耗損，也可引起消瘦、面色㿠白。

4. 胰島素失調：胰島素促進肌肉、脂肪組織對葡萄糖的主動運轉，吸收的葡萄糖進而代謝產生能量，或以糖原或甘油三酯的形式儲存。它促進多種組織對碳水化合物、蛋白質、脂肪的攝取,同時促進蛋白質合成,抑制脂肪細胞中游離脂肪酸釋放,從而調節物質代謝。胰島素分泌增加,身體就會將卡路里儲存為脂肪,可以引起肥胖。如果胰島素不足,葡萄糖不能充分利用,便會隨尿液排出體外,使體內能量供應不足,進而需要動員大量脂肪及蛋白質分解,以補充能量及熱量。此外,水分也隨葡萄糖從尿液中丟失,表現為多尿、口渴,這些均可造成營養不良,發展為消瘦。

5. 生長激素失調:生長激素是腦垂體合成量最多的一種蛋白質激素。生長激素促進蛋白質合成,促進骨骼和肌肉生長;拮抗胰島素使血糖增加,脂肪分解,血中游離脂肪酸增加。生長激素不足,可引起垂體侏儒症、身材矮小症。

中醫對內分泌失調的認識

內分泌失調是西醫的名詞,是指體內各種內分泌激素之間的平衡紊亂,因而出現各種臨床表現。中醫將這些內分泌失調的症狀表現,用望、聞、問、切的四診方法進行收集、歸納、分析、總結,並用中醫理論與術語來解釋,逐步上升到規律層面,再去指導內分泌失調病症的治療。

中醫總結內分泌失調病症的規律是甚麼呢?那就是**內分泌失調的本質是人體內的陰陽失調、臟腑功能失調。**

中醫運用陰陽五行、天人相應、精氣神、臟腑理論等學說來解釋人體的生理病理現象以及治療效果,一般患者均認同與接受。但疑問最多的就是臟腑學説了。例如，臨床常有人問：肝陽上亢是不是肝炎？腎虛是不是慢性腎炎？脾虛是不是脾臟出了問題等。其實，中醫説的臟腑不同於西醫的臟器，中醫講的五臟六腑，主要是對人的一系列生理功能的高度概括，是一個抽象的名詞，而並非實指某一臟器。例如，中醫常説的"脾"，並不是人體內實體的脾臟，而是人的胃、小腸、大腸、胰腺、膽汁等多種臟器功能的總和，概括與抽象形成一個名詞，只能説中醫的"脾"相當於西醫學講的消化系統。由於西醫學指的內分泌系統是人體內部的"指揮與調節中心"，功能作用太廣泛了，中醫就沒有哪一個臟腑能與之對應了，而是內分泌系統的功能分別見於不同的臟腑功能中。例如，腦垂體分泌的生長激素、性腺分泌的性激素等，與中醫指的"腎"關係密切，因腎主生殖，主生長發育；甲狀腺素過多與心火、肝火關係密切；甲狀腺素過少，則與脾、腎、心等有關等。這些都是根據內分泌失調表現出來的不同症狀而總結反推的。可見，中醫是反觀現象推衍病症，這是由中醫的基本理論所決定。

中醫對內分泌失調的認識，主要基於兩點：一是整體觀念，二是辨證論治。這是中醫基本理論的精髓所在，同樣適用於治療內分泌系統疾病。

整體觀念指人是一個有機的整體，人體以五臟為中心，通過經絡的溝通、氣血的灌注，把六腑、五官九竅、四肢百骸、筋、脈、肉、皮毛、骨連接成一個有機的整體，並通過經絡將氣血、津液輸送和敷佈於皮膚、五官和爪甲，使人皮膚光澤紅潤，五官、形體健美。如果局部有病變，就表明身體內臟出了問題，如脫髮、面色㿠白、黃褐斑等是肝血不足；消瘦是肝腎陰虛；肥胖是脾虛痰濕內盛；頸腫是肝鬱痰結；皮膚乾燥是肺胃陰津不足等。同時人與自然、社會也是一個整體，如因社會環境因素的變動，都會直接或間接影響人體的容貌。緊張、焦慮、煩惱等易致肝氣不舒，肝失條達，橫逆犯脾，脾運失健，氣血生化乏源，肌膚失於濡養，則可見消瘦、黃褐斑、皮膚乾燥症等；飲食不節，嗜食肥甘油膩，致痰濕內盛，則可引起肥胖，痰濕化熱，濕熱結於面部，則會引起暗瘡等。

辨證論治是中醫認識疾病和治療疾病的基本原則，是中醫學對疾病一種特殊的研究和處理方法。"辨證"就是把望、聞、問、切"四診"所收集的資料、症狀和體徵，通過分析、綜合，判斷疾病的病因、性質、部位，以及邪正之間的關係，概括為某種證型。"論治"，又稱為"施治"，即根據辨證分型，確定相應的治療方法。具體來説，同樣一個病症，如痤瘡，中醫可以辨證為"肺熱"、"肝火"、"濕熱"等不同證型，而治法不同，這叫"同病異治"；不同樣的病，如黃褐斑、消瘦、皮膚乾燥症等，中醫可以辨證為"肝腎陰虛"一個證型，而治法相同，這叫"異病同治"。辨證論治是在整體觀念的指導下，對"病的人"作出整體調治，而不是只治"人的病"。例如，同樣是患頸腫，人的體質不同，寒體還是熱體，治療不同；人的年齡不同，年輕人還是老人，治療不同；時間不同，冬季還是夏季，治療不同；生活地點不同，南方還是北方，治療也不同。這叫因人、因時、因地而治療不同。這也說明了中醫是以人為本，以病為標，是"一人一方"，治病必求其本；而不是"一病一方"，只治其標。這就是中西醫理念的根本差別。

中醫治療內分泌失調的優勢何在？

臨床上損容性疾病的發生，往往與內分泌激素代謝紊亂有關，如雄激素分泌旺盛，是青春期痤瘡發生的主要原因；甲狀腺激素分泌減少，可出現肥胖、脫髮等症狀；腎上腺皮質醇激素減少，則可出現面色㿠白，形體羸瘦等。西醫治療通過激素補充或替代等手段，可明顯改善實驗室異常檢測結果，但不能完全緩解臨床症狀，並可能繼發不良反應。中醫治療內分泌性疾病，則以中醫藥的基本理論為指導，通過整體調節、內外合治、針藥並施、藥食同用等，調節陰陽平衡，糾正臟腑氣血失調，在一定程度上激發或推動自身激素代謝的再調節，而達到治療內分泌激素紊亂導致的各種損容性疾病的目的。可以說，中醫治療內分泌疾病，具有整體治療，治病求本；自然藥物，副作用少；方法多樣，療效穩定等特點。

1. 中藥治療：這是通過中藥四氣（也稱"四性"，即寒、熱、溫、涼四種藥性）、五味（即酸、甘、苦、辛、鹹五種味道）、歸經等藥性理論，通過內服及外用中藥美容製劑，來治療損美性疾病或養護肌體的一種中醫美容法。這是中醫美容手段中最主要、最常用、積累經驗最豐富的治療方法。內服藥通過對全身的調理，達到局部治療或補益身體的目的，是治本除根、健身抗衰的必要手段。主要有湯、丸、散、膏、丹、酒等劑型。外用藥是運用藥物直接作用於體表局部，以達到美容治療或美容保健目的。它利用藥物的性能，直達病所，奏效迅速。一般有薰洗、濕敷、塗擦、浸浴、貼敷等。中草藥均為天然藥材，一般很少有毒副作用。

2. 針灸治療：這是中醫調治內分泌疾病的一種既古老又嶄新的方法。針灸美容機制與中醫的經絡穴位學說密切相關，經絡是人體運行氣血，聯繫臟腑肢節，溝通表裏上下，調節全身的通路。穴位是經絡氣血在身體表面聚集輸注的重點部位，體內臟腑生理病理可以在穴位有一定的反映。穴位可以接受各種刺激（如針灸、按摩）以達到調整體內機能的目的，從而發揮治療作用。如通過刺激局部穴位，促使頭面血管舒張，血液循環通暢，皮脂腺分泌協調，加快新陳代謝，增強面部皮膚、肌肉的營養和彈性，可治療痤瘡、面部黑斑、黃褐斑、肥胖症、斑禿等。針灸美容因其簡便易行、安全可靠而引起國內外美容界的極大關注。

3. 按摩美容：是另一種中醫治療內分泌疾病的治療方法，它以中醫理論為基礎，通過各種手法作用於頭部、面部及全身，促進皮膚毛細血管擴張，改善血液循環，祛除衰老萎縮的上皮細胞，加快新陳代謝，增強汗腺、皮脂腺功能，改善皮膚呼吸功能和營養功能，增強皮膚光澤、彈性，減少皺紋。常用手法有：推、摩、壓、抹、揉、擦、搓、梳等。

4. 藥膳食療：這也是一種內服中藥美容，基於中醫"醫食同源、藥食同源"的理論，選用某些作用相關的藥物和食物配製成食品，以達到美容和保健的雙重功效，如陳皮、山楂、荷葉具有化痰消脂作用，對肥胖症有一定療效。

5. 結合中藥的現代藥理研究用藥：將現代科技與傳統中草藥相結合，對中草藥進行有效成分的分離和藥理機制研究，揭示其治療內分泌疾病的原理，為科學運用中藥提供一個更高的平台，能促進中西醫藥相互配合，提高臨床療效，造福廣大患者。

內分泌失調的預防與護理

內分泌失調的原因很複雜，也不是一朝一夕形成的，所以內分泌失調的調治也不能急於求成。同時，個人本身要提升預防與護理的意識，堅持預防的措施，與醫生相互配合，塑造自然、健康、美麗的形象。當然，針對不同的激素失調，預防保健的方法也不同，但在眾多的方法中，有三點應該共同法則。

一是情緒方面。長期的負面情緒會影響內分泌激素的分泌，引起內分泌失調。研究表明，長期遏抑的小孩比同齡人身高矮3~5厘米，這影響了生長激素的分泌。還有女性乳腺小葉增生、黃褐斑、卵巢腫瘤等內分泌疾病，也與長期的負面情緒有關。保持愉快、樂觀的情緒，平和積極的心態，能延緩卵巢功能衰退，減慢衰老。

二是睡眠方面。充足、良好的睡眠是保證內分泌正常的最好方法，長期不良的睡眠會影響包括垂體激素分泌在內的多種激素的分泌。因此，須保證高質量的睡眠，並盡量不要熬夜。因為晚上 10 時到凌晨 2 時，是人體處於最佳的修復狀態，生長激素分泌的旺盛時機。人的生長發育是由生長激素控制的，大約 70% 的生長激素在睡眠中產生，而且其分泌的數量與深層睡眠的時間成正比。所以說，青少年是在"睡中成長"的。

三是飲食方面。要做到飲食規律、飲食多樣、營養均衡、保證水分。人長期受餓，會營養不足，使腦垂體功能衰退，不能分泌足夠的促性腺激素，結果使卵巢等生殖器官功能減退，內分泌出現紊亂。如果攝取過多的飽和脂肪，會刺激人體激素的過度分泌，從而引發內分泌失調。還有就是盡量少吃含有激素的食品，攝取人工激素過多，也會造成內分泌失調。

第一章　面色㿠白

一、認識面色㿠白

怎樣為面色㿠白？

　　中國人屬黃種人，其正常的面色是紅黃隱隱，微黃透紅，明潤含蓄的。當然，也有個體差異，如兒童和女性相對面色原本就比較白，或者紅白隱隱，白裏透紅、紅裏透白。而人們總是嚮往面色偏於白色，那是美麗的象徵。健康的面色白，古人曾這樣比喻，"白欲如鵝羽，不欲如鹽"、"白欲以縞裏紅"，如一個白色的綢子，裏面裏了一個紅色的珠、球等，通過白色透漏出來，白裏透紅，隱含光彩。但如果面色蒼白，沒有血色，沒有光澤，那就成了面色㿠白，同樣影響人的容貌。

　　面色㿠白不是一個獨立的疾病診斷名稱，只是一個臨床症狀，可見於多種內分泌系統疾病，如席漢氏綜合症、甲狀腺功能減退症等；還可見於內分泌紊亂，體內一些激素的變化，如促腎上腺皮質激素、甲狀腺激素減少，在不同程度上，都會引起面容的改變，導致面色㿠白。

面色變化受哪些因素影響?

人的面部色澤正常分為主色和客色。其中"主色"是指與生俱來的基本面色,有個體差異,一生基本不變;而"客色"指的是因體質稟賦、季節氣候不同而發生的正常面色變化,以及因情緒變化、日曬、劇烈運動、飲酒、水土影響等而發生的變化。按五行理論,春季面色可稍青、夏季面色可稍紅、長夏面色可稍黃、秋季面色可稍白、冬季面色可稍黑。另外,天氣熱則脈絡擴張,氣血充盈,面色可稍赤;天寒則脈絡收縮,血行減少而遲滯,面色可稍白或稍青。這些與面色的病理變化是不同的。那是甚麼原因引起病理性的面色㿠白呢?

面色㿠白與內分泌失調

1. 甲狀腺激素

甲狀腺激素是甲狀腺所分泌的激素。甲狀腺激素的分泌受下丘腦、腺垂體和血漿中甲狀腺激素水平的調節,以維持血漿激素水平的動態平衡,即下丘腦—垂體—甲狀腺軸系統。甲狀腺激素具有促進生長發育,促進正常的營養物質代謝,維持神經系統的興奮性等作用。如甲狀腺功能減退,在臨床上會出現皮膚乾燥,血液循環不暢;代謝減低,體重增加;胃腸蠕動減弱,產生缺鐵性貧血;心肌收縮力下降,血液不能上榮於面等。以上病變均可表現為面色㿠白。

2. 促腎上腺皮質激素

促腎上腺皮質激素是由垂體前葉分泌的激素，具有刺激腎上腺皮質發育和分泌的作用。促腎上腺皮質激素的生成和分泌，受下丘腦促腎上腺皮質激素釋放因子（Corticotropin-Releasing Factor, CRF）的直接調控。分泌過盛的皮質激素反過來也能影響垂體和下丘腦，減弱它們的活動。當產後發生大出血、休克的時間過長等原因，就可造成腦垂體前葉功能減退的後遺症，因而繼發腎上腺皮質功能減退症。臨床可以見到患者面色㿠白、怕冷、便秘、閉經等。

3. 性激素

性激素能促進細胞的增殖與分化，影響細胞的衰老，確保各組織、器官的正常生長、發育，以及細胞的更新與衰老，性激素缺乏的患者也會相應出現面色㿠白等症狀；以及伴有神疲乏力、畏寒肢冷、腰膝酸軟、小便清長、舌質淡體胖、脈沉細等腎陽虛症狀。

面色㿠白常同時伴有的症狀

面色㿠白只是一個臨床症狀，常同時伴有腰膝酸軟、倦怠乏力、失眠多夢、氣短心悸、肢冷汗出、水腫畏寒。女性月經過多，或久病閉經、不育症；男性陽痿、性慾減退、脈虛弱等一派虛證表現，尤其是腎虛表現，多由於內分泌失調，激素水平偏低所致。

中醫對面色㿠白的認識

中醫認為面色㿠白就是氣血不能上榮於頭面所致，屬於氣血不足之證。再從其常伴隨的症狀來看，也屬於中醫的虛證範疇。而現代醫學則認為是由內分泌紊亂、體內激素水平降低所致。所以，中醫治療主要採取補虛的方法，以提升激素水平，而不是直接補充激素。這就是中醫治療與調護的特點所在。

究竟如何補虛呢？這就要從成因說起。中醫認為，面色㿠白是由於多種病因作用於人體，引起臟腑氣血陰陽的虧虛，日久不復，導致面色㿠白。第一是**先天不足**。因父母體弱多病，年老體衰，或胎中失養，孕育不足，或生後餵養失當，水穀精氣不充，就是先天不足，體質薄弱，容易生病，所以常表現為面色㿠白。第二是**後天失調**。如煩勞過度、恣情縱慾，或飲食不節、營養不良等，導致臟腑氣血消耗太過；或氣血來源不足，以致氣血不能上榮於面，出現面色㿠白。第三是**大病久病，失於調理**。根據上述原因，歸納病機則為：脾胃虛弱、腎虧精血不充、氣血兩虛、陰陽兩虛以及沖任失調。

二、面色㿠白的治療

面色㿠白不適用外治法

中醫外治法，傳統意義上指是與中醫內治（口服給藥）相對而言的治療方法，泛指除口服藥物以外施於體表或從體外進行治療的方法，包括在中醫理論指導下施行的針灸、推拿、按摩、薰洗、敷貼、膏藥、灌腸、足療、耳穴療法、物理療法等；以及遵循中醫學基本原理的科研產品或醫療活動所用的聲、光、電、磁等新材料、新技術、新方法等。對照這個定義，面色㿠白並不適合用外治法治療面部。因為面色㿠白雖然是體表病變，影響容貌，但並不是面部皮膚本身的疾病，而是體內的病變在面部的表現，因此，必須是治內以達外，即補體內的陰陽氣血諸不足。要說明的是，如果用針灸等外治方法以起補虛作用，那是可以應用的，只是說面部護膚之類的外治，對於本病的治療意義不大。

中醫治療面色㿠白的特色

　　中醫治療面色㿠白的特色在於：第一是整體治療。面色㿠白不是皮膚局部的問題，而是身體內的臟腑功能有問題，氣血的生成不足，氣血的運行不力，導致氣血不能上榮於面，所以，要從整體調治；第二是辨證論治。同樣是面色㿠白，但臨床表現的證型不同，治療也不一樣，即使證型相同，還要結合個人的體質、生活嗜好、時間、地點等諸不同，而開出不同的處方，使治法方藥更具有針對性。這一點也正是中醫藥的特色與魅力所在。第三是內服中藥。中藥一般沒有副作用，對於面色㿠白這樣的慢性、長期的症狀特徵，根據"藥食同源"的理論，中醫藥尤其適合於長期調治。

　　針對面色㿠白的治療，在具體辨治過程中，又有兩個辨證重點：一是辨氣血。氣虛為主者，主要表現為面色㿠白、少氣懶言、倦怠乏力、易汗出、食慾不振、舌淡而胖、舌邊有齒印、脈弱等；血虛為主者，主要表現為面色㿠白、唇爪淡白、頭暈乏力、失眠多夢、月經量少色淡、舌質淡、少苔欠津、脈細弱等。二是辨臟腑。脾虛者多因飲食不節、勞倦過度，或憂思日久等導致，主要表現為面色㿠白、脘腹痞悶、肢乏倦怠、舌質淡、脈濡細或細弱等；腎虛者多因先天稟賦不足、產後沖任損傷、房勞過度等導致，主要表現為面色㿠白、腰膝酸軟、性慾減退、女子月經不調、舌質淡、舌體胖、舌邊有齒印、脈沉細弱、以尺部脈為明顯等。

辨證分型論治

　　辨證論治是根據面色㿠白患者的不同體質、不同的臨床表現、病程等而分成幾種常見證型。選用中藥內服，是治療面色㿠白的主要方法，對症性強，起效較慢，療效穩定，若能堅持服用，會有理想的效果。

1. 脾胃虛弱型

　　【症狀】面色㿠白，頭昏，神疲氣短，倦怠乏力，大便溏薄，舌質淡，苔薄白，脈虛弱。

　　【治法】補益脾胃，益氣生血。

【方藥】補中益氣湯加減：黃芪 15 克，黨參 10 克，炒白朮 10 克，茯苓 15 克，山藥 15 克，陳皮 6 克，當歸 10 克，桑椹子 15 克，升麻 10 克，柴胡 6 克，甘草 5 克，紅棗 6 克。

【加減】食慾不振，食後難消者，加砂仁、藿香、雞內金；大便稀溏明顯者，加乾薑、炒薏仁、煨木香等。

2. 沖任損傷型

【症狀】面色㿠白，頭暈目眩，腰膝酸軟，心悸怔忡，氣短懶言，多汗。容易流產或月經不調，舌質淡，脈虛數。

【治法】補腎固沖。

【方藥】補腎固沖湯加減：菟絲子 10 克，川續斷 10 克，白朮 15 克，巴戟天 10 克，枸杞子 10 克，熟地 10 克，砂仁 5 克（後下），黨參 12 克，黃芪 20 克，杜仲 10 克，當歸 10 克，白芍 10 克，澤蘭 10 克。

【加減】月經量多、出血不止者，加仙鶴草、棕櫚炭、血餘炭；月經量少色淡者，加紅花、阿膠；月經延遲或經閉者，加益母草、牛膝等。

3. 氣血不足型

【症狀】面色㿠白，倦怠乏力，失眠多夢，氣短心悸，或崩漏便血，舌質淡，脈細弱。

【治法】益氣健脾，養血安神。

【方藥】歸脾湯加減：白朮 10 克，茯神 10 克，黃芪 15 克，當歸 10 克，龍眼肉 10 克，陳皮 10 克，酸棗仁 10 克，黨參 15 克，枳殼 10 克，茯苓 30 克，木香 10 克，炙甘草 6 克，紅棗 5 克。

【加減】月經量多、出血不止者，加仙鶴草、棕櫚炭、血餘炭；月經不調者，加益母草；陽虛怕冷明顯者，加桂枝、乾薑；腎虛腰酸明顯者，加補骨脂、續斷。

4. 腎陽虧虛型

【症狀】面色㿠白，腰膝酸軟，肢腫怕冷，神疲乏力，性慾減退，或不孕不育，舌質淡胖水滑，邊有齒印，脈虛弱而尺部沉細明顯。

【治法】溫補腎陽。

【方藥】金匱腎氣丸加減：製附子 6 克，桂枝 10 克，仙靈脾 10 克，熟地 10 克，山茱萸 10 克，菟絲子 15 克，當歸 10 克，陳皮 10 克，甘草 6 克，覆盆子 10 克，車前子 15 克。

【加減】身體疲乏無力明顯者，加黃芪、黨參；怕冷明顯者，可將桂枝改為肉桂；性功能減退明顯者，加淫羊藿、補骨脂、巴戟天；不孕不育者，加服五子衍宗丸。

5. 陰陽兩虛型

【症狀】形體消瘦，性慾淡漠，第二性徵萎縮，或乳汁不泌，閉經及毛髮脫落，舌瘦少津，脈弱。

【治法】滋陰填精，益氣壯陽。

【方藥】**龜鹿二仙膠**加味：鹿角膠 15 克，龜板膠 15 克，人參 10 克，枸杞子 12 克，仙茅 10 克，熟地 10 克，黨參 10 克，茯苓 15 克，山藥 15 克，陳皮 10 克，砂仁 6 克（後下）。

【加減】頭髮脫落明顯者，加核桃肉、何首烏、黑芝麻、潼蒺藜；女性月經量偏少者，加紅花、雞血藤；情緒抑鬱者，加香附、合歡皮。

中成藥辨治

中成藥大多是經過了長期的臨床實踐研製而成的，有療效穩定、服用方便、便於攜帶等特點。特別是古代醫家遺留下來的中成藥配方，歷經臨床檢驗，證明其有效。作為湯劑的一種輔助治療，非常適合治療面色㿠白這一類慢性疾病。一般同一種中成藥連續服用不超過三個月，之後需更換另外一種成藥。

十全大補丸

【組成】黨參、炒白朮、茯苓、炙甘草、當歸、川芎、白芍、熟地黃、炙黃芪、肉桂。

【功效】溫補氣血。

【適應症】用於治療面色㿠白屬於氣血兩虛者。

河車大造丸

【組成】紫河車、熟地黃、天冬、麥冬、杜仲、牛膝、黃柏、龜甲。

【功效】滋陰清熱，補腎益肺。

【適應症】用於面色㿠白伴見虛勞咳嗽，骨蒸潮熱，盜汗遺精，腰膝酸軟等肺腎兩虧者。

兩儀膏

【組成】黨參、熟地。

【功效】精氣兩補。

【適應症】用於面色㿠白、頭昏目眩、心悸、失眠、體瘦、氣短、毛髮稀少等氣血兩虧者。

金匱腎氣丸

【組成】乾地黃、山藥、山茱萸、茯苓、牡丹皮、澤瀉、桂枝、製附子、牛膝、車前子。

【功效】溫補腎陽。

【適應症】用於面色㿠白屬腎陽虧虛者。

當歸補血丸

【組成】當歸、黃芪。

【功效】補養氣血。

【適應症】用於治療面色晄白屬血虛者。

常用中草藥

在中醫理論的指導下，結合現代藥理研究，選擇具有補血、提升造血功能的中藥，實現既在中醫理論指導下運用中藥，又符合現代藥理研究有效性的選擇藥物，這兩者的有機統一，對提高療效很有幫助。

當歸

【性味歸經】味甘、辛，性溫。歸肝、心、脾經。

【功效】補血活血，調經止痛，潤腸通便。

【現代藥理研究】當歸一直被中醫視為補血要藥，用於貧血的治療。其抗貧血作用可能與所含的維他命 B12、煙酸、亞葉酸及生物素、葉酸等成分有關。當歸中的當歸多糖，可顯著促進正常或貧血小鼠的髓系造血祖細胞增殖分化，其機制可能與直接或間接刺激造血，誘導微環境的巨噬細胞、成纖維細胞、淋巴細胞等分泌較高活性的造血生長因子有關[1]。當歸多糖可能協同促紅細胞生成素，增強從紅細胞生成素受體接到的 Janus 激酶和細胞信號轉錄及轉錄活化因子通路的酪氨酸磷酸化而發揮促進造血作用[2]。

人參

【性味歸經】味甘、微苦，微溫。歸脾、肺、心經。

【功效】大補元氣、補脾生血。

【現代藥理研究】人參皂貳對體外培養的人骨髓 CD34+ 造血幹 / 祖細胞具有明顯的刺激增殖作用[3]，及抑制臍血細胞凋亡的作用[4]。此外，人參能上調造血微環境中的內皮細胞分泌造血生長因子來調節血細胞的生成[5]。

熟地黃

【性味歸經】味甘，性溫。歸肝、腎經。

【功效】補血滋潤，益精填髓。

【現代藥理研究】生、熟地黃對失血性小鼠有明顯的作用，給藥 8 天後，特別是熟地黃組恢復較快，皆已基本恢復。生、熟地黃對造血幹細胞亦有一定的增殖、分化作用，這提示地黃補血作用與骨髓造血系統亦有密切相關的作用。

雞血藤

【性味歸經】味苦、微甘，性溫。歸心、脾經。

【功效】養血調經，和血舒筋。

【現代藥理研究】對造血系統的作用：對實驗性家兔貧血有補血作用，能使血細胞增加，血紅蛋白升高。

紫河車

【性味歸經】味甘、鹹，性溫。歸肺、肝、腎經。

【功效】補氣，養血，益精。

【現代藥理研究】胎盤脂多糖具有使骨髓增生活躍、提高機體的血氧利用率、降低機體耗氧量的功能。動物實驗表明，紫河車有明顯增加小鼠網織紅細胞計數，促進小鼠骨髓造血功能。

阿膠

【性味歸經】味甘，性平。歸肺、肝、腎經。

【功效】補血，止血，滋陰潤燥。

【現代藥理研究】動物實驗表明，阿膠中含有大量的微量元素，與鐵劑比較，阿膠具有強大的補血作用[6]。阿膠具有加快血紅蛋白和紅細胞的增殖速度，促進骨髓細胞造血[7]。

龜甲

【性味歸經】味甘，性寒。歸腎、肝、心經。

【功效】滋腎補血，補益心肝。

【現代藥理研究】龜甲含有動物膠、角蛋白、脂肪、骨膠原、18 種氨基酸、多種微量元素。龜甲可能通過調控維甲酸受體（RAR）的表達，達到促進間充質幹細胞（Mesenchymal Stem Cells）增殖，改善造血微環境[8]。

常用食療方

食療又稱食治，即利用食物來影響機體某方面的功能，使其獲得健康或癒疾防病的一種方法。食療"有病治病，無病強身"，對人體基本上無毒副作用。根據"藥食同源"的理論，有許多中藥可作為食品應用。也就是説，利用食物性味方面的偏頗特性，能夠有針對性地用於某些病症的治療或輔助治療，有助於疾病治療和身心康復。

黨參紅棗茶

【材料】黨參 15 克，紅棗 15 枚。

【製法】將黨參、紅棗放入鍋中，水適量，煮 30 分鐘即成。

【用法】代茶飲服，不限時日。能益氣養血，使血上榮於面。

枸子烏雞湯

【材料】烏骨雞 1 隻，枸杞子 30 克，生地黃 20 克，鹽、生薑適量。

【製法】將洗淨的烏骨雞，與藥包（枸杞子、生地黃），以及生薑等，同放入砂鍋內，加水適量，文火煨煮，至雞肉爛時，加鹽、佐料少許調味。

【用法】吃肉喝湯。經常食用，能養陰補血，使陰血上榮於面。

當歸羊肉湯

【材料】山羊肉 400 克，黃芪、黨參、當歸各 25 克。

【製法】山羊肉切塊，黃芪、黨參、當歸用紗布袋裝，同放入砂鍋內，加水 1 公升，文火煨煮，至羊肉爛時，放入生薑 25 克和食鹽適量。

【用法】吃肉喝湯。能溫腎陽，益氣血。

龍眼枸杞粥

【材料】龍眼肉、枸杞各 20 克，黑米、粳米各 50 克。

【製法】將龍眼肉、枸杞、黑米、粳米分別洗淨，同放入鍋內，加水適量，大火煮沸後改小火煨煮，至米爛湯稠即可。

【用法】經常食用，能養精血。

雙紅飲

【材料】紅棗 15 克，紅豆 30 克，花生 20 克，阿膠 10 克，紅糖適量。

【製法】紅棗、紅豆、花生一起煮水，烊化阿膠，再加適量紅糖即成。

【用法】經常飲用，能補血，是用於多種貧血的食療方。

西醫治療

引起面色㿠白的病因很多，一般採用對症治療的方法是補血。如維他命 B12 及葉酸適用於治療巨幼細胞性貧血；鐵劑僅用於缺鐵性貧血；維他命 B6 用於鐵粒幼紅細胞性貧血；皮質類固醇用於治療自身免疫性溶血性貧血；睾丸酮用於再生障礙性貧血等。同時應該根據不同疾病予以不同治療方案。

1. **甲狀腺功能減退症**：主要採用甲狀腺激素替代治療，使甲狀腺功能維持在正常範圍。藥物可選用左旋甲狀腺素片，治療應個體化，一般從小劑量開始，逐漸增加，達到維持劑量。定期檢測甲狀腺功能，根據甲狀腺功能調整藥物的劑量。

2. **席漢氏綜合症（Sheehan's Syndrome）**：別名為產後垂體機能不全綜合症，一般治療：注意保暖休息，予高熱量、高蛋白、高維他命飲食；激素替代治療：補充腎上腺皮質激素，並根據所缺乏的激素種類補充甲狀腺激素、雌激素、孕激素等。

三、日常養護

顧護脾胃 補足營養

對於面色㿠白的病人，類似於西醫所講的貧血患者，多表現為面色㿠白、身體乏力、活動後心慌氣短、抵抗力低下、易被病毒細菌感染。這種症狀的日常養護尤為重要，俗話説："三分治病七分養"。説到養，自然想到要增加營養，但先決因素是患者的脾胃要健康。中醫認為，只有胃主受納，能吃得進去；再則要脾司運化，要能消化吸收。既要防止"虛不受補"，又要防止"蠻補礙胃"。那怎麼界定是否食補得法呢？有兩點可供參考：**一是大便是否稀溏**。如果經常大便溏，不成形，那就是"虛不受補"了，要先健脾助運；二是舌苔是否厚膩、胃口不開。如果舌苔厚膩、不思飲食，那就是"蠻補礙胃"了，此時要先化濕消積開胃，然後方能進補。

至於具體吃甚麼，原則是飲食要高營養、易消化。注意經常進食含鐵及葉酸豐富的食物，如綠色蔬菜、蛋、肉、魚、水果等。合理烹調，適量食用。不可偏食，不可過於油膩、過於辛辣。日常起居要有規律，適當活動勿勞累。貧血病人更不要吸煙飲酒。吸煙飲酒對身體健康有害，更不利於疾病恢復，因為煙酒均有抑制造血的作用。另外，貧血病人不要喝濃茶、咖啡。

針對病源 選擇飲食

席漢氏綜合症的患者，由於皮質醇缺乏，各種消化酶和消化液分泌減少及電解質紊亂，會出現食慾不振，以致營養不良、體形消瘦，應給予高熱量如牛奶、豆漿、雞蛋等；高蛋白飲食如含蛋白質豐富的食物，包括牛肉、魚類、牛奶、蛋類等；高維他命飲食如蔬菜、水果，使患者能攝取足夠營養，以滿足機體基本需要。對於甲狀腺功能減退的患者，由於缺乏甲狀腺激素，機體處於低代謝水平，應攝入高蛋白、高維他命、低鈉、低脂肪食物，細嚼慢嚥，少吃多餐。

克服煩惱 調暢心情

由於疾病原因，病程相對較長，影響面容，心理往往比較煩躁，情緒易波動，甚至不能很有耐心地配合治療。對於這些病人，應予以安慰，鼓勵病人建立戰勝疾病的信心。另外，盡量保持樂觀情緒，積極態度，正確地面對，並有信心、耐心去戰勝疾病，恢復健康。

參考文獻：

1 王亞平、祝彼得：〈當歸多糖對造血祖細胞增殖調控機理的研究〉，《中華醫學雜誌》，1996，76(5)，頁 363~366。

2 華自森、宋姝丹、羅春燕等：〈當歸多糖協同 Epo 對造血幹／祖細胞 JAK2/STAT 信號傳導通路的影響〉，《中國中藥雜誌》，2009，34(240)，頁 3268~3271。

3 方桂倫、金錦梅、高瑞蘭：〈人參皂貳對人骨髓造血肝細胞的增殖作用〉，《浙江臨床醫學》，2000，2(20)，頁 75~77。

4 江雁：〈人參皂貳拮抗臍血細胞凋亡作用的初步探索〉，《天津醫科大學學報》，2000，6(2)，頁 163~164、167。

5 吳宏、姜蓉、王亞平：〈人參總皂貳誘導人內皮細胞表達造血生長因子的實驗研究〉，《重慶醫科大學學報》，2001，26(4)，頁 361~364。

6 王浴生：〈阿膠現代研究與應用〉，《時珍國醫國藥》，1999，10(4)，頁 297。

7 鄭筱祥、楊勇、葉劍鋒等：〈東阿阿膠的升白作用及機制研究〉，《中國現代應用藥學雜誌》，2005，4(22)，頁 102~105。

8 Minguell J. J., Conget P.& Erices A. (2000) Biology and clinical utilization of mesenchymal progenitor cells. *Brazilian Journal Medical Research*, 33, 881~887.

第二章　黃褐斑

一、認識黃褐斑

甚麼是黃褐斑？

黃褐斑是發生於面部的對稱性色素代謝異常、沉着性皮膚病，是臨床常見的損容性皮膚病。皮損為淡褐色至深褐色、界限清楚的斑片，通常對稱分佈於面部，無炎症表現及鱗屑，無明顯自覺症狀。

黃褐斑患者雖然無明顯自覺症狀，但它是**內在臟腑功能失調的一個外在表現**，不僅影響容貌，且大多數伴有不同程度的月經失調、失眠、心煩易怒等內分泌及自主神經系統功能紊亂，因此為患者的生活及精神方面帶來諸多煩惱和痛苦。

黃褐斑 VS. 雀斑

黃褐斑是皮膚色素沉着過度性疾病的一種，是由內分泌失調引起的，臨床要與雀斑相區別。雀斑與遺傳有關，是散佈在臉上的黑褐色斑點，大小如同針尖至米粒般大，直徑一般在 2 毫米以下，數目不定，從稀疏的幾個到密集成羣的數十個，一般在 3~5 歲左右出現，到青春期時加重，隨着年齡增長有減淡的趨勢。

黃褐斑 VS. 老年斑

黃褐斑好發於面部的顴骨、額頭及口部周圍，多是對稱呈蝴蝶狀，故又名"蝴蝶斑"，大小不定，斑點邊緣清晰，表面光滑，無炎症反應，無痛癢，初色如塵垢，日久加深，變為淺灰褐色或深褐色，枯暗不澤。而老年斑一般多在面部、額頭、背部、頸部、胸前等部位出現，有時候也可能在上肢等部位出現，呈綠豆至杏仁大小的褐色或黑色斑，表面光滑，不痛不癢，無礙健康。

哪些人羣容易生黃褐斑？

黃褐斑男女都會發生，但以女性患者居多，男女比例約為 1：9。女性主要發生在青春後期、圍絕經期（更年期），年齡在 30~45 歲尤為多發。病情有一定季節性，夏重冬輕。本病發病率呈逐年增加趨勢，發展緩慢，病程較長，具有頑固和復發的特點，是臨床常見而又難以治癒的皮膚病之一。

黃褐斑由多因素綜合作用所致，包括：遺傳因素、精神因素、藥物因素（主要是避孕藥和抗癲癇藥等）、疾病因素、日曬、妊娠、不良生活習慣及化粧品使用不當等，均可成為本病的誘因。內分泌紊亂、皮膚微生態失調和自由基損傷是其發病的主要病理。

黃褐斑有屬於生理性的，口服避孕藥的婦女和妊娠婦女

的黃褐斑，均屬生理反應性範疇。口服避孕藥的婦女中大約有
18%~20% 的人臉上長有黃褐斑，而妊娠婦女則常於懷孕第 2~5
個月開始出現黃褐斑，這是因為服避孕藥或妊娠後體內孕激素水
平上升之緣故。雌激素刺激黑色素細胞分泌黑素體，而孕激素則
促使了黑素體的轉移和擴散。按照上述這一生理情況，一旦停服
避孕藥或分娩以後，體內雌激素與孕激素的含量會慢慢減少以至
回復正常，黃褐斑就會逐漸減輕直至消失，故產婦不要因此而產
生恐慌。病理性的黃褐斑則主要由於內分泌紊亂所致。

黃褐斑與內分泌失調

黃褐斑的生成主要與三種內分泌激素有關：

1. 性激素

男性和女性黃褐斑患者的發病相關因素有所區別。由於女
性生理因素的變化，如月經異常、妊娠等可導致女性體內雌激
素、孕激素水平的增加，因此這些生理因素的變化可能是女性較
男性容易有黃褐斑的主要相關因素之一。卵巢囊腫、子宮肌瘤
患者因腫瘤發生發展過程中，釋放的各種細胞生長因素影響激
素代謝，使促黑色素激素（Melanocyte-Stimulating Hormone, MSH）
分泌增多，黑色素細胞抑制因素濃度降低，致使色素代謝紊亂，
形成色斑。卵巢功能障礙且患有黃褐斑的婦女，黃體激素水平較
高，血清雌二醇水平較低。林新瑜[1] 等報導女性黃褐斑患者，血
清促卵泡雌激素（Follicle-Stimulating Hormone, FSH）、黃體生成素

（Luteinizing Hormone, LH）、雌二醇（Estradiol, E2）水平明顯增高，雄激素（Testosterone, T）水平顯著降低，孕酮（Progesterone, P）、泌乳素（Prolactin , PRL）含量正常，提示女性黃褐斑發病與下丘腦—垂體—性腺軸（Hypothalamus-Pituitary-Gonadal axis, HPG 軸）紊亂有關，而男性患者性激素水平改變無顯著性差異。萬苗堅[2]對 348 例黃褐斑患者發病相關因素的研究發現，家族遺傳是男性患者發病的主要因素（佔 40.74%），男性患者受精神因素的影響亦明顯高於女性。

2. 甲狀腺激素

黃褐斑婦女，其甲狀腺疾病發病率比同年齡組健康婦女高 4 倍。妊娠期或口服避孕藥所致的黃褐斑患者中，甲狀腺功能異常發病率 20%；而特異性黃褐斑患者則佔 39.4%。研究證實，甲狀腺激素在體內具有廣泛的生理活性，它在人體內最重要的功能是促進組織氧化，可促進酪氨酸和黑色素的氧化過程，並使表皮中的巰基（Sulfhydryl, SH）減少，使黑色素形成增多。

3. 促腎上腺皮質激素

垂體促腎上腺皮質激素（Adrenocorticotropic Hormone, ACTH）前身物質多肽 ACTH、β 促脂素（β - Lipotropin）、β - 黑色素細胞刺激素及 α - 黑色素細胞刺激素（α、β -MSH）等，皆有共同的氨基酸系列，均可刺激黑色素沉積於皮膚、組織，但強度各不相同，腎上腺皮質激素對以上激素均具有回饋抑制作用。當其分泌不足時，回饋抑制作用減弱，則以上激素增加，刺激黑色素沉積於皮膚、組織，產生色素沉着，多見於慢性腎上腺皮質功能減退症、異位 ACTH 綜合症、Nelson 綜合症（納爾遜綜合症）等。

中醫對黃褐斑的認識

"面色黧黑"是中醫對黃褐斑症狀的最早描述，見於《難經》。後世亦有因其顏色、形狀特點而稱為"褐斑"、"褐黃斑"、"蝴蝶斑"、"孕斑"、"肝斑"等。歷代醫家對黃褐斑的命名雖不同，但都體現了其特徵：面部皮膚黯晦無光澤。**中醫認為五臟六腑之精華均上注於面，面部氣色的好壞、皮膚的光澤或枯槁、色素斑的形成與臟腑精氣的盛衰及其功能的協調密切相關。因此，黃褐斑為內在臟腑功能失調的外在表現，主要責之於肝、脾、腎三臟。**病因病機複雜，以肝鬱、腎虧、脾虛為本，血瘀為標，虛實夾雜，瘀阻絡脈，氣血不能上榮於面。

具體來説，精血不足，不能上榮於面；或氣血痰瘀積滯皮下，色素沉着；或肝鬱氣滯，鬱久化熱，灼傷陰血，致使顏面氣血失和而發病；或脾虛生濕，濕熱蘊結，上蒸於面所致。也有人認為與沖任有關，沖任起於胞宮，最終上行至面部，肝鬱血滯傷及沖任，氣血不能上榮於面，故致本病。不論何種情況，不外乎虛、瘀、濕、熱所致。中醫治療也主要以調理肝、脾、腎三臟為主，兼活血化瘀，從內而治外。

二、黃褐斑的治療

黃褐斑需要治療嗎？

　　有人認為黃褐斑不是一種病，因為身體沒有不適的症狀，所以不需要治療；也有人因為黃褐斑很難治而失去信心，認為不治也沒關係。其實，這種想法不正確。

　　首先，長黃褐斑的面部雖不痛不癢，但並不代表它僅僅是皮膚黑色素沉着，而反映的是身體內功能出了問題，是內部疾病反映在面部的一種資訊，不可小覷。

　　其次，黃褐斑往往是內分泌失調的先兆，所以常併發或同時存在其他疾病，如乳房腫塊、子宮肌瘤、卵巢囊腫、不孕症、肝病、慢性營養不良等。黃褐斑是人體衰老的面部指標，也可成為機體細胞變異的警報信號。

　　第三，黃褐斑嚴重危害女性幸福，是一種心理危害。黃褐斑在面部的蔓延不亞於間接毀容，多數女性因此失去美麗和魅力，變得缺乏自信，抑鬱自卑，不願意面對朋友，久而久之過抑的情緒導致內分泌進一步失調，催生更多黑色素堆積在面部，這樣就造成了黃褐斑越長越多的惡性循環現象。同時對家庭生活、工作學習、社交活動等都造成一定的負面影響。

有哪些影響療效的因素？

　　一是因療程長，患者不能堅持服藥治療；二是生活規律失調，情志波動明顯，影響治療效果；三是日光久曬、工作及生活上的壓力增加等都會加重病情；四是原有的慢性病，如肝病或婦科疾病反覆發作，均不利於黃褐斑的消退。

黃褐斑治療的目的，是在最小可能發生副作用的條件下，減輕復發的程度，減少受累的面積，改善美容上的缺陷，並縮短清除黃褐斑所需的時間。中醫藥治療運用自然藥物、自然療法，一般沒有副作用。但特別要注意的是：關於黃褐斑藥物治療的療程，一般應在 8 週以上，療程越長，效率越高。

中醫治療黃褐斑的特色

中醫治療是 "察外以知內，調內以治外" 的治本法則。調內主要抓住肝、脾、腎三臟，調節肝、脾、腎三臟的功能就能夠調整內分泌紊亂。因肝主血，行氣機，暢情志，故有 "女子以肝為先天" 之說；脾為後天之本，主一身之氣血運化；腎主生殖與衰老，為先天之本，這三臟的功能與女性內分泌息息相關。同時，也要結合局部治療，標本同治，則能收效而防止再生。

黃褐斑和皮膚色素沉着，並不是在每個人身上都會發生的，而且即使發生了，其程度、大小、病程以及消退時間等都不一樣，這就是個體間的差異。中醫針對不同的人制訂不同的方案，所謂 "同病異治"，這就是治本。人體由於身體內環境改變，內分泌紊亂而產生黃褐斑，那麼，通過整體辨證論治，把內環境調整恢復正常，黃褐斑也會隨之消退。中醫根據多年的經驗，總結出內分泌失調，多表現為肝、脾、腎功能的失調，所以治療時要疏肝、調脾、補腎以治本，配以行氣活血，促進局部皮膚的血液代謝，一般是用內服藥治療，如中藥湯劑、中成藥、食療等。如果說治本主要是辨證治療，一人一方，那麼，治標則主要是辨病治療，一病一方。主要是用外治法治療，如針灸、按摩、面膜、面霜等，通過皮膚對藥物的吸收，而起活血化瘀功效，促進皮膚新陳代謝，使斑消退，皮膚潤澤而色白。

色澤部位辨治

黃褐斑如暗紅不澤，病多在肝；斑色灰褐，病多在脾；斑色多為黑褐，枯暗不澤，形狀不定，病多在腎。

辨皮損部位：1. 面部中央型最為常見，皮損分佈於前額、頰、上唇、鼻和下頦部；2. 面頰型皮損主要位於雙側頰部和鼻部；3. 下頜型皮損主要位於下頜，偶累及頸部 V 形區。《素問‧刺熱》將面部分為五個部分，分屬五臟以判斷五臟的盛衰：額部候心，鼻部候脾，左頰候肝，右頰候肺，下頜候腎。治療時選用相應的引經藥，就能把藥力引到病所，提高治療效果。如肝經的引經藥有何首烏、白蒺藜等；肺經的引經藥有桔梗、石葦等；腎經的引經藥有肉桂、杜仲、枸杞、何首烏等；脾經的引經藥有白朮、茯苓、山藥等；心經的引經藥有連翹、麥冬等。

辨證分型論治

辨證論治是根據黃褐斑患者的不同體質、不同的臨床表現、病程等而分成幾種常見證型。選用中藥內服，是治療黃褐斑的主要及有效之方法。

1. 肝氣鬱滯型

【症狀】黃褐斑分佈於額部及眼內側為主，淺褐色至深褐色斑片、邊緣不整、片狀或顆粒狀對稱出現。伴有兩脅脹痛，常因情志因素誘發或加重。面色晦暗、舌紅、兩邊有瘀點、苔薄、脈弦。以女性患者為多，經前斑色及諸症加重，常伴有乳房脹痛，經後減輕，多兼月經不調或有不孕病史。

【治法】疏肝理氣，活血調經。

【方藥】逍遙散合柴胡疏肝散加減：柴胡 10 克，香附 10 克，枳殼 10 克，杭白芍 15 克，白朮 10 克，當歸 10 克，茯苓 30 克，赤芍 10 克，紅花 5 克，益母草 15 克。

【加減】月經色黯有血塊可加川芎、澤蘭；痛經者加元胡、蒲黃、川楝子；煩躁不安、易怒加丹皮、炒梔子。

2. 脾胃虛弱型

【症狀】黃褐色斑片，皮損主要分佈在兩顴和口唇周圍。面色少華或萎黃、倦怠乏力、大便溏泄，或伴有體胖、全身困重、頭昏脹痛、胃脘不適，女子帶下量多色白、舌質淡胖、兩邊有齒印、舌苔白微膩、脈濡緩。

【治法】補氣健脾。

【方藥】參苓白朮散加減：黨參 10 克，白朮 10 克，茯苓 15 克，澤瀉 15 克，薏苡仁 30 克，當歸 10 克，白芍 10 克，赤芍 15 克，川芎 10 克，香附 10 克，鬱金 10 克，白芷 10 克，甘草 6 克。

【加減】月經不調者，加益母草；斑色深褐者，加凌霄花；如屬產後色斑加丹參、牡丹皮、澤蘭。

3. 肝腎陰虛型

【症狀】以顴部及眼部為主，黑褐色斑片，大小不等，多呈橢圓型，邊緣清楚，分佈對稱。月經不定期，量少色淡，常伴腰膝酸軟、五心煩熱、失眠多夢、身體消瘦、舌紅少苔、脈沉細。

【治法】滋補肝腎。

【方藥】六味地黃丸加減：熟地 15 克，山藥 12 克，山茱萸 9 克，茯苓 10 克，丹皮 10 克，當歸 10 克，川芎 6 克，赤芍 10 克，紅花 5 克，杜仲 10 克，牛膝 10 克。

【加減】兩目乾澀加枸杞子；失眠、多夢加酸棗仁；月經量少加阿膠、丹參；月經量多加側柏葉炭。

4. 腎陽不足型

【症狀】面部皮膚色黑，有典型黃褐斑，多以鼻部為中心形成雲片狀或晦色斑點，面色黧黑。且這些病變往往伴隨着生長發育、妊娠、月經等發生和發展。頭昏耳鳴、腰膝酸軟、失眠多夢、五心煩熱、脫髮、兩目乾澀、健忘、月經量少，且色黑有塊、舌紅質淡、苔薄、脈細無力。

【治法】滋補腎陽，活血消斑。

【方藥】金匱腎氣丸加減：製附子 6 克，桂枝 10 克，仙靈脾 10 克，熟地 10 克，山茱萸 10 克，菟絲子 15 克，當歸 10 克，丹參 15 克，紅花 10 克，牛膝 10 克，陳皮 10 克，甘草 6 克。

【加減】怕冷明顯，加肉蓯蓉；身體疲乏無力，加黃芪；皮膚起疹、瘙癢，加白癬皮。

5. 氣滯血瘀型

【症狀】以鼻部及面頰部為主，斑塊灰黑或黧黑色，彌漫性對稱分佈在面頰及鼻邊，界限不清，伴見痛經、經量少、夾血塊、經前煩躁、乳房脹痛、舌質淡紅、邊尖有瘀點、苔薄白、脈細弦。

【治法】活血化瘀，疏肝理氣。

【方藥】桃紅四物湯加味：桃仁 10 克，當歸 10 克，紅花 10 克，白芍 10 克，熟地黃 10 克，山藥 10 克，川芎 6 克，香附 10 克，鬱金 10 克，玄胡索 10 克，白芷 10 克。

【加減】胸悶乳脹加柴胡、夏枯草；腹脹便溏加炒山藥、炒白朮；腹脹納差加焦山楂、陳皮；失眠多夢加生龍骨、酸棗仁、合歡皮、柏子仁。

中成藥辨治

　　對於早期發現的黃褐斑，病程較短者，一般會選擇傳統的煎煮湯藥治療。如果是病程的恢復期，病情穩定，或病程較長，服湯藥不方便者，可用中成藥治療。中成藥有療效穩定、服用方便、便於攜帶等特點。一般選擇古代經方，流傳已久的中成藥，作為湯劑的一種補充治療。特別要注意三點：一是同一種中成藥一般不要連續服用超過 3 個月，以防毒副作用的累積；二是不同的中成藥有不同的適應症，同樣需要辨證，所以最好能在中醫師的指導下選擇；三是根據病情，可以與中藥湯劑同服，也可以兩種成藥同服。

逍遙丸

　　【組成】柴胡、當歸、白芍、炒白朮、茯苓、薄荷、生薑、炙甘草。

　　【功效】疏肝健脾，養血調經。

　　【適應症】用於治療黃褐斑屬肝氣鬱結者 [3]。

二至丸

　　【組成】女貞子、墨旱蓮。

　　【功效】補益肝腎，滋陰止血。

　　【適應症】用於治療黃褐斑屬肝腎陰虛者。

養顏青娥丸

【組成】杜仲、沙苑子、製首烏、補骨脂、胡桃肉。

【功效】溫精髓，益肌膚，活血駐顏。

【適應症】用於治療腎虛不足黃褐斑患者。有研究表明養顏青娥丸可能是通過抑制黑色素細胞增殖和降低酪氨酸酶（Tyrosinase）活性來達到治療黃褐斑的目的 [4、5]。

歸脾丸

【組成】黨參、白朮、炙黃芪、炙甘草、茯苓、遠志、酸棗仁、龍眼肉、當歸、木香、大棗。

【功效】益氣健脾，養血安神。

【適應症】用於治療黃褐斑屬脾氣虛弱者。

常用中草藥

運用中藥美容，美白祛斑，古人積累了很寶貴的經驗，集中體現在孫思邈的《千金要方》。後人將這些經驗用藥在臨床實踐中不斷加以發揮與充實，並經過現代研究證明，科學地解釋了中藥美容藥的有效性。那究竟如何選擇美容藥呢？

第一，選擇理氣活血化瘀藥物。黃褐斑多為面部的皮膚瘀血所致，活血化瘀藥能促進面部血液循環，改善局部皮膚代謝，使皮膚色斑逐漸消散，容顏悅澤。如當歸、丹參、桃仁、紅花、川芎等。

　　第二，適當配伍溫熱之品。溫熱藥具有升騰陽氣、鼓舞氣血上升於面的作用，從而使面部肌膚獲得充足的養分，表現出紅潤光澤，富有彈性，達到美容的目的。如附子、肉桂、桂枝等。

　　第三，要配伍辛味藥。辛味藥具有發散走表、上行走面、走竄行血的作用，所以，能引藥上行，到達頭面，起到引經之效。如白芷、細辛、防風、藁本、辛夷。

　　第四，選擇具有香味的藥。香藥取其味，以味行氣，以香送藥。如木香、丁香、細辛、藁本、川芎、葳蕤、麝香、藿香、檀香、甘松香等芳香甘潤之品。芳香藥不僅因其香氣襲人，受人喜愛，更重要的是具有辛香走竄之性，穿透力強，既能開毛竅、走肌肉、通經絡，又能行藥入裏，通行氣血，暢和營衛。芳香藥因而被大量選入美容方中。

　　第五，"以色治色"，多選白藥。"白"藥取其色，以色治色，用白除黑。《御藥院方》美容方劑中多方使用白芷、白薇、白附子、白芨、白芍、白茯苓、白朮、白冬瓜、白僵蠶等。

　　以下結合現代研究，介紹幾種臨床常用的祛斑美容中藥：

當歸

　　【性味歸經】味甘、辛，性溫。歸肝、心、脾經。

　　【功效】補血活血，調經止痛，潤腸通便。

　　【現代藥理研究】含有壬二酸（Azelaic Acid）、阿魏酸（Ferulic Acid），有抗脂質過氧化作用，可保護膜脂質不受氧化，拮抗自由基對組織的損害，有效抑制酪氨酸酶的活性，亦可改善血液循環，促進色素吸收。

川芎

【性味歸經】味辛，性溫。歸肝、膽、心包經。

【功效】活血行氣、祛風止痛。

【現代藥理研究】能擴張微動、靜脈，調節血管張力，降低紅細胞的黏稠度和血小板聚集性，增加微循環血流。川芎的生物鹼——川芎嗪能明顯降低黃褐斑患者過氧化脂質（Lipid Peroxide, LPO）含量，升高超氧化物歧化酶（Superoxide Dismutase, SOD）含量，對治療黃褐斑有較高的臨床實用價值。川芎嗪在較低的相對安全濃度（50~400 μ g/ml）下即可有效抑制黑色素細胞增殖，降低酪氨酸酶活性，從而減少黑色素合成。

女貞子

【性味歸經】味甘、苦，性涼。歸肝、腎經。

【功效】補肝腎陰，祛斑潤膚。

【現代藥理研究】含有壬二酸，為酪氨酸酶競爭性抑制劑，能抑制多巴和酪氨酸酶的反應，降低黑色素細胞的活性，對黃褐斑具有治療作用。女貞子的有效成分提取物齊墩果酸（Oleanolic Acid, OLA）能清除自由基，提高機體對自由基的防禦能力，女貞子抑制丙二醛（Malondialdehyde, MDA）的形成高於維他命 C，且提高超氧化物歧化酶（SOD）活性比維他命 C 強。

生地

【性味歸經】味甘，性寒。歸心、肝、腎經。

【功效】清熱涼血，養陰，生津。

【現代藥理研究】能促進腎上腺皮質激素合成，而腎上腺皮質激素對黑色素細胞激素的分泌有抑制作用。

冬瓜子

【性味歸經】味甘，性涼。歸足厥陰經。

【功效】潤肺，化痰，消癰，利水。

【現代藥理研究】含有脲酶、皂甙、脂肪、瓜氨酸、不飽和脂肪酸、油酸等成分，可以有效地降低血液中的脂肪和膽固醇含量。冬瓜子所含植物油中的亞油酸等物質，有潤澤皮膚的作用；不飽和脂肪酸可以使容顏紅潤光澤、皮膚細嫩柔滑、頭髮烏黑光亮。

槐米

【性味歸經】味苦，性微寒。歸肝、大腸經。

【功效】涼血止血，清肝瀉火。

【現代藥理研究】從中提取芸香甙（Rutin）、槲皮素（Quercetin）等有效成分（稱為槐米精），加入化粧品中使用一個月後鏡檢，皮膚角質層變薄，細胞內和細胞間黑色素顆粒減少。表明槐米精具有防曬黑和防曬紅的雙重作用。此外，不少中藥有吸收紫外線的防曬作用，如沙棘、丹參、白芷等。

珍珠

【性味歸經】味甘、鹹，性寒。歸心、肝經。

【功效】潤澤肌膚，化腐生肌，解毒斂陰。

【現代藥理研究】含有多種氨基酸，對皮膚有很好的營養、滋潤作用。用珍珠製成的乳劑塗抹皮膚，被吸收後，可降低細胞內脂褐質的含量，長期使用能令黃褐斑及色素沉着大為減輕。

耳穴療法

耳穴是指分佈在耳廓上的一些特定區域。當人體發生疾病時，常會在耳廓的相應部位出現壓痛敏感、皮膚電等特異性改變和變形、變色等反應。這說明耳部經絡不但與全身經絡聯繫密切，而且它們彼此間又有互相表裏和起止交接的廣泛絡屬關係。故刺激耳部相關穴位，可通過經絡傳導調節人體臟腑功能。

耳穴在耳廓的分佈有一定規律，其分佈圖好像一個倒置的胎兒，頭部朝下，臀部朝上。其分佈規律是：與頭面部相應的耳穴在耳垂和耳垂的鄰近；與上肢相應的耳穴在耳舟；與軀幹和下肢相應的耳穴在對耳輪和對耳輪上腳、對耳輪下腳；與內臟相應的耳穴多集中在耳甲艇和耳甲腔；與消化道相應的耳穴環形排列在耳輪腳周圍。

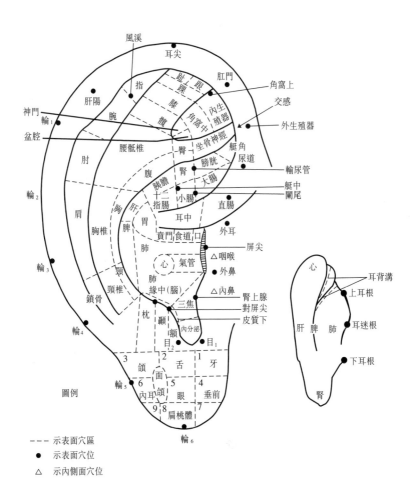

風溪
耳尖
指 趾
肛門
眼
膝
髖
指
肝陽
腕
神門
輪₁
盆腔
肘
腰骶椎
腎
腹
輪₂
肩
胸椎
胸
肝
脾
胃
胸椎
頸
輪₃
鎖骨
頸椎
枕
輪₄
內生殖器
角窩中
坐骨神經
膀胱
腎
庚膽
十二指腸
小腸
耳中
賁門食道口
肺
心
氣管
肺
緣中(腦)
三焦
顳
額
目₂
舌
面
牙
內耳頜
眼
扁桃體
輪₅
輪₆

角窩上
交感
外生殖器
輸尿管
艇中
闌尾
直腸
外耳
△咽喉
屏尖
外鼻
△內鼻
腎上腺
對屏尖
皮質下
內分泌
目₁
垂前

艇角
尿道

心
肝
脾
肺
腎

耳背溝
上耳根
耳迷根
下耳根

圖例

－－－ 示表面穴區
● 示表面穴位
△ 示內側面穴位

　　現代醫學研究顯示，黃褐斑的治療以耳穴的內分泌、丘腦、卵巢、子宮、肝、腎等穴位療效較明顯，能雙向調節內分泌系統，使下丘腦─垂體─卵巢軸達到一個動態平衡，減少黑色素的分泌，從而達到養容消斑的效果。其中神門、內分泌、皮質下等穴位選用頻次較高。耳穴療法一般常用兩種方法，即耳針與耳壓。
相比之下，耳壓則容易接受，也容易操作，對自我防治黃褐斑更
有實際意義與應用價值。

1. 耳針

　　陳天芳 [6] 採用耳穴為主治療黃褐斑 36 例，取耳穴的面頰區、
肺、內分泌、皮質下、內生殖器、腎、心、神門。每次選穴 5~6
個，在敏感點快速刺入，得氣後，留針 30 分鐘，每 10 分鐘行針
1 次。兩耳交替使用，隔日 1 次，一般 10 次為一療程。結果 36
例中，治癒 25 例，好轉 8 例，無效 3 例，總有效率 91.67%。

2. 耳壓

　　耳穴貼壓，具有經濟方便、痛苦小、能夠堅持、無毒副反應
等優點。一般用王不留行籽、磁珠等進行耳穴貼壓。李月 [7] 取耳
穴的神門、內分泌、皮質下、頸、陽性點等穴位。用王不留行籽
貼壓，共治療 69 例，總有效率 89.6%。也可以取肝、腎、肺、
內分泌、皮質下、交感、神門、面頰穴，體虛加脾胃穴，兩耳交
替治療。找出以上敏感點後，貼壓王不留行籽，以膠布固定，10
次為一療程。

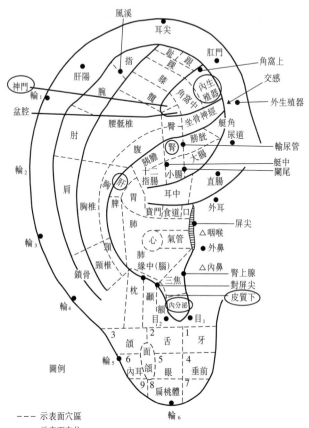

図例

--- 示表面穴區
● 示表面穴位
△ 示內側面穴位

中藥面膜

　　中藥面膜藥物一般由以下幾類藥物組成：**一是袪風美白的藥物**，如：白僵蠶、防風、白芨、白薇、天花粉、辛夷、羌活、獨活、白芷、白扁豆、白細辛、蒿本、蔓荊子等。二是活血化瘀的藥物，如：桃仁、皂角、商陸、川芎、益母草等。三是古代醫家長期使用過的、具有美白功效的藥物，如菟絲子、玉竹、旋覆花、辛夷等。其中尤以"白"字命名的藥物使用頻率較高，如：白芷、白附子、白茯苓、白蘞、白僵蠶、白牽牛、白朮、白蓮蕊、白芍藥、白扁豆、白石脂等。四是芳香類藥物，如丁香、麝香、甘松、青木香、甘松香、檀香、商陸、葳蕤等。五是花類藥，如桃花、蜀水花、旋覆花、梔子花等。另外，白顏色的藥物也經常被醫家選用，如：天花粉、川芎、杏仁、當歸等，目的是以白增白。

選取美容藥物，按一定比例，研極細末，然後用基質調勻即可。常用基質取之於日常生活中隨手可得的食物，如雞蛋清、動物脂肪及蛋白質類、植物油（麻油、菜油）、漿水、白蜜、乳汁、蜂蜜、米醋、酒等均可選擇使用。

歸白藥膜

【材料】當歸、白芷、黃芩、白蘞、白牽牛、白芍藥、白僵蠶、白附子各等分。

【製法】以上材料用蜂蜜調成面膜膏。

【用法】患者平臥於治療床上，全身放鬆，頭髮用治療巾包紮好，先用洗面乳清潔面部，除去面部死皮，再用熱毛巾敷面5分鐘，有條件用負離子噴霧機進行噴面5~10分鐘，則效果更佳。依次取印堂、太陽、攢竹、四白、迎香、人中、承漿、頷中等做穴位按摩，後將"歸白藥膜"均勻塗抹，30分鐘取下，每週2次，

4 週為一療程。

白麵散面膜

【材料】生曬參 30 克，當歸 10 克，白茯苓 20 克，白朮 20 克，白芷 15 克，白附子 20 克，冬瓜仁 20 克，滑石 15 克。

【製法】上藥共研為細末，置於陰涼乾燥的容器內備用。

【用法】治療時，每次取上述細末 10 克，加入一個生雞蛋白、5 毫升白醋、適量蜂蜜調節乾濕度（以能敷面為度）。先用溫水清潔面部皮膚，蒸面 5~10 分鐘，使皮膚毛孔擴張，用軟毛刷將自製 "白麵散面膜" 塗於皮損處，保留 20 分鐘，每週 2 次，6 週為一療程[8]。

養顏祛斑面膜

【材料】當歸 15 克，白芷 20 克，白芨 20 克，白茯苓 15 克，白附子 20 克，細辛 10 克等。

【製法】以上材料用水煎，醇提取後加入基質。

【用法】潔膚，蒸汽噴面，面部皮膚穴位按摩後，用軟毛刷蘸取藥塗於面部（注意避開眉、眼、唇，以免黏住），約 15 分鐘成膜，成膜後保留 30 分鐘揭去，每週 2 次，需連續 3 個療程（每療程 10 次）。

五白散

【材料】白菊花、白芷、白蘞、白附子、白芍各等分。

【製法】以上材料研細粉。

【用法】患者洗面乳潔面、負離子噴霧 15 分鐘，用磨砂膏洗毛孔污垢及死皮，塗按摩膏按摩面部，擦去按摩膏。用脫脂棉球將眉、眼及口做保護性遮蓋。取適量五白散面膜粉，用 30℃ 水攪拌調成糊狀，迅速敷蓋整個面部，厚度約 0.8 毫米，30 分鐘揭去，2 天 1 次，10 次為一療程。

膏霜劑外擦

二子祛斑霜

【材料】白附子、白牽牛、杏仁、白僵蠶等

【製法】以上材料經水煮、醇提取後製成水包油型。

【用法】擦於黃褐斑皮損處。每天 2 次，早晚使用，共用 60 天[9]。

五白消斑膏

【材料】白芨、白附子、白芷各 6 克，白蘞、白木香各 4.5 克，密陀僧 3 克。

【製法】上藥共研細末。

【用法】每次用少許藥末，放入雞蛋白調成稀膏，晚睡前先用溫水浴面，然後將藥膏塗於有斑處，晨起洗淨。

常用食療方

紅花去斑茶

【材料】紅花 5 克，白茯苓 20 克，白僵蠶 10 克，白菊花 10 克，玫瑰花 5 朵，荷花 5 克，紅棗 5 枚，檸檬 3 片。

【製法】先用水適量，把白茯苓、白僵蠶、紅花、紅棗煮 30 分鐘，再放入白菊花、玫瑰花、荷蕊，武火煮 3 分鐘。取汁，最後放入檸檬。

【用法】代茶飲服，不限時日。能活血去斑，清熱祛風。

百合芝麻糊

【材料】牛奶、豆漿各 200 克，白芝麻 20 克，百合 10 克，核桃 30 克。

【製法】將核桃、芝麻、百合放入小石磨中；牛奶和豆漿混勻，慢慢倒入小石磨中，邊倒邊磨。磨好後，倒入鍋內煮沸，後加入少量白糖調味。

【用法】每天一次，每次一小碗，可經常食用。能美白去斑，潤膚除皺。

四豆潤膚飲

【材料】黃豆、綠豆、赤豆、白扁豆各 100 克，白糖適量。

【製法】將上述四豆，洗淨浸泡至脹後，混合搗汁，加入適量淨水煮沸，用白糖調味飲服。

【用法】每天一次，每次一小碗，可常服。能利濕去斑，潤澤養膚。

五仁悅顏粥

【材料】薏米 10 克，芡實 10 克，蓮子 15 克，白扁豆 10 克，甜杏仁 15 克，山藥 30 克，決明子 30 克，粳米 100 克。

【製法】將上述諸品（除粳米外）加水適量，煎煮 40 分鐘（去渣），再放粳米，加入水，煮熟成粥。

【用法】早晚各一碗，20 天為一療程，間隔 5 天後可接着用下一療程。具有健脾利濕、活血化瘀、潤腸通便、潤澤美膚、延緩皮膚衰老之效。

西醫治療

黃褐斑治療的目的是在最小發生副作用的可能性條件下，減輕復發的程度，減少受累面積，改善美容上的缺陷，並縮短清除黃褐斑所需的時間。

1. 西藥及植物藥提取物的系統治療

i) 抗氧化劑：維他命 C 和維他命 E 為最常用的抗氧化劑，是目前較經典且療效肯定的藥物。維他命 C 能將顏色較深的氧化型色素，還原為顏色較淺的還原性色素，抑制多巴（Dopa）的氧化，將多巴醌（Dopaquinone）還原為多巴，從而抑制黑色素的形成，適用於系統治療輕度黃褐斑。採用電離子透入法給予維他命 C，通過增強透皮作用可獲得更好的療效。維他命 E 可抑制過氧化脂質的生成，且作用優於維他命 C。兩者合用療效明顯優於單用，可能由於維他命 C 能使維他命 E 再循環的緣故。

ii）**谷胱甘肽**：谷胱甘肽（Glutathione）是由谷氨酸、半胱氨酸和甘氨酸三種氨基酸構成的三肽化合物，其分子中含活性巰基，可通過抑制酪氨酸酶的活性，抑制黑色素的形成，並減少不飽和脂肪酸的抗氧化作用，清除自由基。維他命 C、硒等可增加體內谷胱甘肽的含量，谷胱甘肽與維他命 C 同時口服或混合靜注，可顯著提高療效。

iii）**止血環酸**：止血環酸（Tranexamic Acid）是常用止血藥，由於其同參與黑色素代謝的酪氨酸部分結構相似，共有一個羧基，可競爭性抑制酪氨酸酶，進而減少黑色素蛋白的形成。

iv）**兒茶素**：兒茶素（Catechin）是綠茶的提取物，結構中具有活潑的羥基氫，可捕捉過量的自由基，終止其連鎖反應。實驗證實具有很強的抗氧化活性，其清除自由基的作用比維他命 C、E 等抗氧化劑強。口服兒茶素膠囊 100 毫克，每天 3 次，並用 3% 兒茶素外擦患處，每天 2 次，有一定的療效。

v）**靈芝多糖**：靈芝多糖（Ganoderma Lucidum Polysaccharide）具有廣泛的藥理活性，能提高肌體免疫力，提高肌體耐缺氧能力，消除自由基，抗腫瘤、抗輻射，提高肝臟、骨髓、血液合成 DNA、RNA 和蛋白質能力等。

2. 外用藥物療法

i) 氫醌：氫醌（Hydroquinone）是目前公認最有效的治療黃褐斑藥物之一。氫醌的作用機理是抑制酪氨酸轉化為黑色素而阻礙黑色素的生物合成，增加黑色素的降解，抑制黑色素細胞 DNA 和 RNA 的合成。但作用不穩定，刺激性較強，長期高濃度使用可致不均勻色素脫失、接觸性皮炎、外源性黃褐斑等。

ii) 維甲酸霜及複方製劑：維甲酸霜（Tretinoin（VitaminA Acid））可抑制細胞黑色素形成，促進含有較多黑色素顆粒的表皮（尤其角質層）脫落，並抑制黑色素顆粒向角質形成細胞輸送，減少黑色素形成從而發揮脫色劑作用。

iii) 超氧化物歧化酶：超氧化物歧化酶（Superoxide Dismutase）通過抑制和消除活性氧自由基的作用來減少黑色素的形成。

3. 物理療法

物理療法主要採用儀器（光子嫩膚儀、鐳射儀）、磨削治療等物理方法清除皮膚表面的色素沉着，達到祛斑的效果。

三、日常養護

心理調理

黃褐斑養生與調理方面，首當注意調暢情志，保持愉悅的心情。古醫籍早有明訓，如《外科心法要訣‧面部‧鬷黑軒黶》告誡："戒憂思，勞傷，忌動火之物"。

　　現代醫學研究認為，精神因素和不當的美容護理在黃褐斑發病誘因中佔的比例越來越大。精神因素一般指能引起抑鬱、焦慮等負性情緒的外界刺激，或稱生活事件，且與機體的整體功能狀態密切相關。Wolf 在 1991 年的報導提示，黃褐斑的發生與精神創傷有關。有人認為，不利的精神因素可能是通過下丘腦─垂體系統釋放促黑色素細胞激素（MSH）等相關神經肽而致色素沉着；此外，副交感神經過度興奮時，可產生很多黑色素促進因子，對 MSH 等亦有增強作用，使皮膚色素加深。向亞萍 [10] 等指出，精神因素與黃褐斑發病直接相關及神經肽對黑色素細胞生物學性狀有重要影響，建議在藥物治療的同時，應重視心理治療。實際上，這類患者本身，往往同時存在不同程度的焦慮、抑鬱、易怒、精神衰弱等負性情緒，因此，應接受心理疏導，保持愉悦的精神狀態，這點尤為重要。

飲食調理

　　加強營養，合理飲食。黃褐斑與飲食有着密切關係。飲食中長期缺乏谷胱甘肽，可使皮膚內的酪氨酸（Tyrosine）形成多巴醌，進而氧化成多巴素，形成黑色素，從而發生色素沉着。因此，合理飲食對防治黃褐斑有一定效果。實踐證明，黃褐斑患者要經常攝入富含維他命 C 的食物，如柑橘類水果、番茄、青辣椒、山楂、鮮棗、奇異果、新鮮綠葉菜等。因為維他命 C 為氧化劑，能抑制皮膚內多巴醌的氧化作用，使皮膚內的深色氧化型色素，轉化為還原型淺色素，抑制黑色素的形成，對防治黃褐斑大有益處。黃褐斑患者平時不宜多吃刺激性食品，如酒、濃茶、咖啡、辛辣煎炸食物等，以免加重病情。

生活調理

- 盡量多喝水，保持皮膚的濕潤、營養與新陳代謝。
- 保證充足的睡眠，忌縱慾無度，要盡量避免發病的誘因。
- 患者外出或夏日受陽光照射時，要使用遮光劑。
- 慎用口服避孕藥物。
- 盡量不用化粧品。
- 避免重金屬物質，如金、銀、汞、鉛、砷等對皮膚的損害。
- 積極治療致使黃褐斑發生的各種原發疾病。

參考文獻：

1 　林新瑜、周光平、李利：〈女性黃褐斑患者血清性激素水平的檢測〉，《臨床皮膚科雜誌》，1997(5)，頁 285~287。

2 　萬苗堅、賴維、馬明：〈男性和女性黃褐斑患者發病相關因素比較〉，《中國美容醫學》，2006，15(3)，頁 311~312。

3 　張麗麗：〈丹梔逍遙散加減治療黃褐斑 50 例〉，《中醫研究》，2010，23(23)，頁 39~40。

4 　陳龍、鄭義、高進等：〈養顏青娥丸對小鼠 B-16 黑素瘤細胞株黑素合成和酪氨酸酶的影響〉，《中國醫院藥學雜誌》，2002，22(3)，頁 151~153。

5 　陳龍、鄭義、高進等：〈養顏青娥丸對小鼠 B-16 黑素瘤細胞株酪氨酸酶 mRNA 轉錄水平的影響〉，《中國中西醫結合皮膚性病學雜誌》，2005，4(4)，頁 220-222。

6 　陳天芳：〈耳針為主治療黃褐斑 36 例〉，《實用中醫內科雜誌》，2006，20(3)，頁 326。

7 　李月：〈耳壓法治療黃褐斑〉，《中國美容醫學》，2003，12(3)，頁 252。

8 　肖敏、段渠、謝雯：〈"白麵散面膜"治療黃褐斑 86 例臨床觀察〉，《江西中醫藥》，2010，42(2)，頁 36~37。

9 　楊堅真：〈二子祛斑霜治療黃褐斑 115 例〉，《湖南中醫藥導報》，1998，4(3)，頁 23。

10 　向亞萍：《淺談精神因素、神經肽與黃褐斑》，《中國中醫藥資訊雜誌》，2003，10(1)，頁 37~38。

第三章　痤瘡

一、認識痤瘡

甚麼是痤瘡？

　　説到"痤瘡"這個詞，人們並不陌生，也叫"粉刺"、"青春痘"、"暗瘡"，大多數人或許都深受其苦，並生出各種疑慮。這裏將會有一個梳理與明確。

　　首先，痤瘡是一種常見皮膚疾病，是人體皮膚上的皮脂腺或毛囊發炎的一類疾病。根據臨床表現的輕重，又分為白頭、黑頭、丘疹、膿皰、結節與囊腫等。既然是一種疾病，就需要治療與護理。其次，痤瘡好發於顏面，直接有損面部美容，並由此帶來一系列的煩惱，影響患者的心理健康，臨床中，重度痤瘡患者易引起焦慮和抑鬱，而女性痤瘡患者抑鬱程度更嚴重。所以，倡導早期、積極地治療。第三，痤瘡可治可防。針對痤瘡有慢性、反覆性的發病特點，在醫學專業人士的指導下進行預防、治療、護理顯得尤為重要。

痤瘡的好發人羣

從年齡看，痤瘡好發人羣是青年人，所以才叫"青春痘"，一般為 10~19 歲的青春期男女，男孩 14~19 歲，女孩 10~17 歲，這個年齡層佔了痤瘡全部發病者的 80% 左右。痤瘡是一種常見病，在人羣的發病率為 20%~40%，男性發病高於女性。據推測，年齡在 11~30 歲之間的人當中，80% 以上會在某一時段生粉刺，有少數人在 40~50 歲時還會發生痤瘡。

從人羣看，父母有痤瘡史的人、油性皮膚的人、性格內向或脾氣暴躁的人、長期生活不規律的人容易生痤瘡。

從職業看，學生、司機、白領、老師、電腦操作員、經理等工作緊張或壓力比較大的人容易發病。

痤瘡的發病與內分泌失調

痤瘡的發生主要與性腺內分泌功能失調有關。我們知道，不論男女都有雄激素和雌激素，只是自身在不同時期的含量和兩者比率不同。痤瘡發生就是因為這個比例失調，即雄激素分泌增多，或雌激素水平降低，雄激素 / 雌激素比值升高，使雄激素睾酮相對升高。

人體皮膚皮脂腺的發育與皮脂分泌直接受雄激素的支配，青春期雄激素水平顯著提高，刺激皮脂腺，使皮脂分泌功能異常活躍，皮脂大量分泌，使皮膚油光發亮，毛囊口亦隨之擴大。毛囊皮脂腺導管或毛囊口的角化堵塞，令過多的皮脂不能及時排出，

淤積在毛囊內形成皮脂栓塞，而堵在毛囊口，就形成我們看到的
"白頭粉刺"。

　　也就是說，一方面由於皮脂分泌多了，另一方面則由於毛囊
皮脂腺導管或毛囊口堵塞了。那又是甚麼原因導致管道或開口不
暢而堵塞呢？這與細菌微生物的增多與聚集有關。在人體的皮膚
表面，皮膚及毛囊內有一些常駐菌，本身並不致病，但當汗液、
皮脂分泌過多的時候，加上環境污染，粉塵、脫落的角化細胞混
合在一起，就會堵塞毛囊，毛囊的內環境就會缺氧。"痤瘡棒狀
桿菌"（Corynebacterium Acnes）特別喜歡毛囊內的無氧環境，致
使痤瘡棒狀桿菌所產生的溶脂酶、蛋白分解酶及透明質酸酶分解
皮脂中的三酸甘油酯，成為游離脂肪酸，它能破壞毛囊壁，使毛
囊內含物進入和刺激真皮及毛囊周圍組織，引起毛囊皮脂腺周圍
炎症反應，導致一系列痤瘡症狀。

　　另外，痤瘡有膿皰，則是由於毛囊蟲（俗稱"蟎蟲"）寄生或
白色葡萄球菌的繼發感染所造成。痤瘡有結節，則是在膿皰的基
礎上，毛囊皮質內大量的角化物、皮質和膿細胞堆積，使毛囊內
的皮脂結構受到破壞，形成了高於皮膚表面或者皮膚下的紅色或
淺色的結節，比較硬，壓之還會有疼痛感。痤瘡有囊腫，則常因
痤瘡繼發化膿感染，破潰後常流出帶血的膠凍狀膿液，而炎症往
往不重，以後形成大小不等的皮脂腺囊腫。

痤瘡發病的誘因有哪些？

痤瘡的發病除了與內分泌關係密切外，還有哪些因素能誘發或加重病情呢？

第一，精神因素。長期處於緊張、憂慮、焦躁的精神狀態，會導致神經系統紊亂，而神經系統紊亂則容易刺激荷爾蒙的分泌，進而導致油脂的過多分泌。所以，壓力、緊張、睡眠不足都會促使痤瘡產生及加重病情。

第二，飲食因素。過食辛辣、油膩、煎炸等刺激性食物，以及甜品和海鮮類食品等，易誘發青春痘及加重病情。

第三、皮膚因素。長期接觸某些化學物質、過度紫外線照射、環境中的粉塵等，均會刺激毛囊口角化、阻塞毛孔。皮膚不潔、保養不當，以及天氣過熱、潮濕，刺激皮膚，堵塞毛孔，均會導致出現痤瘡。

第四、藥物因素。不適宜的避孕藥及某些抗生素，可能會擾亂荷爾蒙的平衡系統，而產生過度皮脂溢出；長期吃激素或使用帶有激素的化粧品，均會誘發痤瘡。

特別值得一提的是，長期便秘容易導致體內毒素淤積過多，無法排除，引起痤瘡的發生或加重。

痤瘡為甚麼會反覆發作？

在臨床上往往有病人諮詢，痤瘡好了怎麼又會發？甚至用"此消彼長"、"此起彼伏"來形容。痤瘡的復發，常見有以下幾種原因：**一是治療不徹底，局部致病菌仍然存在**。很多患者認為青春痘只是在青春期才長的，認為青春期一過自然就消失，這是不正確的想法。**二是心理壓力、緊張焦慮、情緒波動**。很多學生放假後病情明顯減輕或消失，開學不久又長出新痘，這多與緊張壓力、心理情緒有關。**三是不當飲食**，如脂肪、糖類和辛辣等刺激性食物。**四是皮膚不潔，易阻塞毛孔。五是女性因為月經等內臟器官的生理變化向肌膚輸送資訊，激發皮膚的過強反應**，所以，女性生理期容易反覆長痘。

痘印能去除嗎？

痘印，包括紅色痘印與黑色痘印。紅色痘印起於痘瘡發炎後的血管擴張，痘瘡消去後血管並不會馬上縮回，就形成了一個平平紅紅的暫時性紅斑。這種紅斑並不算是疤痕，一般會在半年左右漸漸退去。黑色痘印起於痘瘡發炎後的色素沉澱，長過紅痘瘡的地方留下黑黑髒髒的顏色，使皮膚暗沉，這些黑顏色會隨着時間慢慢自行消失。

痘痕，包括凹洞性痘痕與增生性凸疤。凹洞性痘痕是機體對組織損傷產生的一種修復反應，當皮膚的損傷深及真皮或大面積的表皮缺損，該部位的表皮不能再生，將由真皮纖維細胞、膠原以及增生的血管所取代，這樣就出現了痘痕。皮膚之所以會留下瘢痕，是因為真皮層受到損傷。痘瘡留下了凹陷的原因有兩個：一是痘瘡受感染了，出現了膿腫、膿皰，為了排出膿液；或者是膿皰破潰，傷到了真皮層；或當初擠壓不當傷及真皮層，形成的皮膚凹洞，實際是一種輕微的疤痕；還有一個原因是你屬於瘢痕體質，很小的傷口都有可能留下很明顯的疤痕。增生性凸疤通常由先天的體質決定，在治療上最困難，也容易復發。這類疤痕與凹洞形疤痕正好相反，是一種過度肥厚的疤痕，在長過痤瘡的地方留下了明顯的紅色突起，外觀又紅又腫，更嚴重的是，它會因為搔抓或外力的刺激而慢慢長大，多發生於一些體質特殊的人羣身上。

總之，痤瘡大多只是表皮損傷，一般不會傷及真皮層而留下瘢痕，即使有一些痕跡也是暫時性的。臉上長的痘痘如果沒有被感染，那麼痘痘好了以後也不會留下凹陷痕跡。如果是發炎的痘痘，只要是在早期消退了炎症，也不會留下凹陷，即使留下一點印痕，也是炎症後的色素沉着，一般三個月到一年便會漸漸退去。所以，生痤瘡的人不用太擔心。

至於如何去除痘印，可參考以下"中藥面膜"一節中的具體講述。

痤瘡的危害

1. **直接危害**：痤瘡的發生在一定程度上影響患者的面部美觀，特別是遺留痘斑、痘坑、痘疤。這是一種損容性疾病，有人稱其為"美麗的第一殺手"。

2. **間接危害**：主要是由此而產生的心理問題，視病情與個體而有一定的差異。如造成患者心理壓力過大，羞於見人，性格變得孤僻，非常自卑，便會嚴重影響心理健康，亦對患者的求職、工作、婚戀、生活等造成難以估量的影響。嚴重者會引發抑鬱症，甚至讓人喪失自信，沮喪，有自殺傾向。

中醫對痤瘡的認識

"痤"，首見於《黃帝內經》，此後古籍又有"粉刺"、"粉花瘡"、"酒刺"、"麵粉皶"、"面皶"等記載，均類似於現代醫學所說的"痤瘡"。

從發病體質看，中醫認為痤瘡患者大多屬於熱性體質、油性皮膚、性格偏於急躁之人。

從發病原因看，主要是嗜食辛辣肥膩、釀濕生熱，或者是素體陰虛火旺，或者是情志不暢、肝鬱化火等，導致火熱或濕熱上蒸於頭面，血熱瘀滯發為痤瘡。

從基本病機看，**一為肺經病變**。肺主皮毛，肺屬上焦，風熱犯肺，積熱於肺，上沖頭面，薰蒸肌膚，以致局部血熱蘊結，氣血瘀滯而成痤瘡。**二為脾胃經病變**。素體濕熱，嗜食油膩，濕熱鬱聚，循陽明經上行頭面，鬱聚毛孔腠理發為痤瘡。又濕性黏滯，膠着難解，不易驅除，致使痤瘡病程延長，反覆發作，纏綿不癒。**三為肝膽經病變**。素體肝經有熱，或性情急躁，情志不暢，致肝失疏泄，鬱久化火，加之體內濕熱，循肝經，上蒸於面而發為痤瘡。**四為沖任二脈病變**。沖任不調則痤瘡伴隨月經週期而發，經行之際，陰精更虧，熱邪上擾面部發為痤瘡。

　　總之，本病的早期以濕、熱、毒為主，後期以血瘀或痰瘀為主。病位雖在頭面，但中醫認為面部為五臟六腑病變的具體反映，所以，中醫治療也着眼於整體，從臟腑論治，清臟腑熱毒，即內治法，所謂治本；同時結合治標，面部用藥，即外治法。內外兼治，標本結合，這是中醫論治的特色所在。

二、痤瘡的診斷

痤瘡的診斷

　　好發於面部、上胸及背部等皮脂腺發達部位，對稱分佈，皮損為毛囊性丘疹、黑頭粉刺、膿皰、結節、囊腫和瘢痕，伴有皮脂溢出，臨床易於診斷。

痤瘡的輕重分級

　　Ⅰ級（輕度）：以粉刺為主，少量丘疹和膿皰，總病灶數少於 30 個。

　　Ⅱ級（較輕中度）：有粉刺，中等數量的丘疹和膿皰，總病灶數 31~50 個。

　　Ⅲ級（較重中度）：大量丘疹和膿皰，偶見大的炎性皮損，分佈廣泛，總病灶數 51~100 個，結節 <3 個。

IV 級（重度）：結節性、囊腫性或聚合性痤瘡，伴有疼痛並形成囊腫，總病灶數 >100 個，結節囊腫 >3 個。

痤瘡的預後

痤瘡的治療一般在 2 週左右開始起效，取得明顯效果往往需要 4~6 週，痰瘀互結型痤瘡（囊腫、結節型痤瘡）需要 12 週，甚至更長的時間才能達到理想的效果。另外，取得效果後還應適當鞏固治療，以防驟然停藥以致病情反覆。痤瘡消退後往往留有色素沉着，俗稱 "痘印"，尤以痰瘀互結型痤瘡（囊腫、結節型痤瘡）者較明顯。色素沉着的消退一般需要 3~6 個月。

三、痤瘡的治療

辨皮損論治

1. 辨皮損特點：

i）丘疹型：散在紅粟，針頭至芝麻大小，色淡紅或鮮紅色，頂有黑頭，可擠出黃白色皮脂樣物質，多為風熱偏盛。

ii）囊腫型：按之如囊，多為氣滯痰凝，痰瘀互結。是痤瘡較嚴重的類型，常因治療不當而遺留瘢痕。

iii）結節型：黃豆或蠶豆樣大小，堅硬疼痛，多為氣滯血瘀。多因痤瘡日久不消，影響氣血運行，瘀血阻滯於局部所致。

iv）**膿皰型**：皮損紅腫熱痛，可擠出少量黃色膿液，此為濕熱內蘊。

2. **辨皮損部位**：早在《內經》中就有記載："肝熱病者，左頰先赤；心熱病者，顏先赤；脾熱病者，鼻先赤；肺熱病者，右頰先赤；腎熱病者，頤先赤。"故可按痤瘡發病部位進行辨證論治。

i）**額部**：皮損主要發生在額頭部位，以粉刺多見，米粒大小，色稍紅或皮色，或伴少量丘疹、膿皰，擠壓粉刺後，可見黃白色皮脂樣物質。此為火熱內熾，心火亢盛之證。

ii）**面頰部**：皮損以兩面頰部散在粉刺、丘疹、膿皰，甚至痤瘡瘢痕為主。此為熱毒蘊肺，或肝經熱盛之證。

iii）**鼻部**：皮損在鼻部周圍多發，以紅斑基礎上散在分佈膿皰、丘疹為主，鼻頭部油脂分泌旺盛，偶伴瘙癢感。此為脾胃濕熱之證。

iv）**頦下部**：主要表現為頦下部或累及兩側下頜部見丘疹、膿皰、暗紅色結節，或見痤瘡瘢痕，散落分佈或連結成片。此為久病腎精虧虛，氣滯血瘀痰結之證。

辨證分型論治

辨證施治是根據痤瘡患者的不同體質、痤瘡的不同類型、痤瘡引起的原因，以及痤瘡的具體表現等綜合辨證，整體治療的方法。其特點是病在外而治在內，病同而治法方藥卻不同。中藥內服是治療痤瘡的方法之一。

1. 肺經風熱型

【症狀】皮損以黑頭或白頭粉刺居多，伴紅色丘疹，或覺癢痛，多見於額頭；起病急劇，可伴有口渴喜飲、鼻息氣熱、舌質紅、苔薄黃、脈浮數。常見於年輕人。

【治法】清熱瀉肺，涼血解毒。

【方藥】枇杷清肺飲加減：枇杷葉 15 克，黃柏 10 克，黃連 3 克，桑白皮 10 克，連翹 10 克，白芷 10 克，當歸 10 克，桑葉 10 克，丹皮 10 克，甘草 6 克。

【加減】皮損紅赤者，加赤芍、紫草、凌霄花、野菊花；皮損較密集者，加薄荷、牛蒡子；皮膚瘙癢者，加白鮮皮、苦參、蟬衣；口渴甚者，加生石膏。

2. 濕熱蘊結型

【症狀】皮損以炎性丘疹、膿皰、囊腫、結節為主，多見於顏面及胸背部，色紅、腫、疼痛、皮膚油膩、胃口差、口黏口苦、肢體困重，或病情纏綿、皮損此起彼伏、時輕時重、舌質淡、苔黃膩、脈滑數。

【治法】清熱利濕，瀉火解毒。

【方藥】茵陳蒿湯加味：茵陳蒿 10 克，梔子 6 克，製大黃 6 克，黃芩 10 克，黃柏 10 克，丹參 15 克，葛根 10 克，山楂 10 克，陳皮 10 克，連翹 10 克，甘草 6 克。

【加減】有癢感，搔破流黃水者，加薏苡仁、白鮮皮；膿皰性痤瘡，加敗醬草、蒲公英、金銀花、白花蛇舌草、紫花地丁；
囊腫性痤瘡，加漏蘆、蚤休；結節較多者，加炒山甲、夏枯草、
土茯苓、海藻、浙貝母；皮脂溢出嚴重者，加薏苡仁、虎杖、生
山楂、荷葉。

3. 沖任不調型

【症狀】皮損色暗，多發於口周或下頜，隨月經週期及情緒
改變而變化，經來皮損增多或加重，經後緩解，伴月經不調、乳
房脹、小腹脹痛，或平素性情急躁、心煩易怒、舌紅或黯紅有瘀
點、苔薄黃、脈弦細或細數。

【治法】疏肝解鬱，健脾和營。

【方藥】逍遙散加減：柴胡 10 克，鬱金 10 克，玫瑰花 10 克，
丹參 15 克，益母草 15 克，當歸 10 克，白芍 10 克，白朮 10 克，
茯苓 10 克，甘草 3 克，薄荷 3 克。

【加減】顏面色暗者，加僵蠶、白茯苓、白朮；女性月經量
偏少者，加紅花、雞血藤；經前加重者，加女貞子、旱蓮草；情
緒抑鬱者，加香附、合歡皮。

4. 痰瘀互結型

【症狀】皮損以結節、膿腫、囊腫為主，經久難癒，漸成黃豆
或蠶豆大小腫物，腫硬疼痛或按之如囊。日久融合、凹凸不平、
瘢痕疊起、皮膚粗糙。色暗紅、舌黯淡或有瘀點、苔膩、脈沉澀。

【治法】活血化瘀，軟堅散結。

【方藥】**海藻玉壺湯**加減：海藻 10 克，昆布 10 克，製半夏 10 克，陳皮 10 克，青皮 10 克，連翹 10 克，浙貝母 10 克，當歸 10 克，川芎 6 克，獨活 10 克，甘草 3 克。

【加減】皮損硬結、日久不消者，加角皂刺、浙貝母、夏枯草、穿山甲；瘢痕或色素沉着明顯者，加白芷、白茯苓、僵蠶、白附子；瘡口不易癒合者，加黃芪。

中成藥辨治

中醫治療痤瘡，一般會選擇湯劑治療，但考慮到現代社會工作節奏快、年輕人的生活方式等，也可選用中成藥治療。中成藥大多是經過長期的臨床實踐研製而成的，有療效穩定、服用方便、便於攜帶等特點，可作為湯劑的一種臨時、替代或補充治療。特別要提醒的是，這類中成藥的藥性多為苦寒，不宜久服，久服易傷人脾胃，出現胃口差，大便稀等。一般服用 1~2 週左右，要根據病情諮詢醫生作出跟進。如果是治療結節型、囊腫型痤瘡，或者是痤瘡後期留有的痘印、痘痕等，則可適當延長服藥時間。

銀翹解毒丸

【組成】金銀花、連翹、薄荷、荊芥、淡豆豉、牛蒡子（炒）、桔梗、淡竹葉、甘草。

【功效】疏散風熱，清熱解毒。

【適應症】主治Ⅰ級痤瘡。適用於痤瘡初期，皮損以黑頭或白頭粉刺居多，伴紅色丘疹，皮損發癢。

防風通聖丸

【組成】麻黃、荊芥穗、防風、薄荷、大黃、芒硝、滑石、梔子、石膏、黃芩、連翹、桔梗、當歸、白芍、川芎、白朮（炒）、甘草。

【功效】解表通裏，清熱解毒。

【適應症】主治Ⅰ～Ⅱ級痤瘡。適用於有粉刺、丘疹和膿皰，以及體質壯實，大便常乾的患者。

複方珍珠暗瘡片

【組成】金銀花、蒲公英、木通、當歸尾、地黃、黃芩、玄參、黃柏、大黃（酒炒）、豬膽汁、黃芩、赤芍、珍珠層粉、羚羊角粉、水牛角濃縮粉、北沙參。

【功效】清熱解毒、涼血消斑。

【適應症】主治Ⅱ級痤瘡。適用於年輕、體質壯實，心火熾盛，面部見潮紅、充血、有油膩斑片，及較多炎性丘疹的患者。

清熱暗瘡片

【組成】金銀花、穿心蓮、蒲公英、梔子、山豆根、大黃、牛黃、珍珠層粉、甘草。

【功效】清熱解毒、瀉火通腑。

【適應症】主治Ⅲ級痤瘡。適用於有較多膿疱的患者。

當歸苦參丸

【組成】當歸、苦參。

【功效】活血化瘀，燥濕清熱。

【適應症】主治以結節、囊腫為主的濕瘀互結型痤瘡，藥力溫和。

大黃蟅蟲丸

【組成】熟大黃、土鱉蟲（炒）、水蛭（製）、虻蟲（去翅足，炒）、蠐螬（炒）、乾漆（煅）、桃仁、地黃、白芍、黃芩、苦杏仁（炒）、甘草。

【功效】活血破瘀，通經消癥。

【適應症】主治療結節、囊腫型痤瘡，症見疙瘩紫紅、增生性皮損久不消退，或者各類型痤瘡炎症消退後，遺留暗紅萎縮性瘢痕者。

血府逐瘀膠囊

【組成】桃仁（炒）、紅花、地黃、川芎、赤芍、當歸、牛膝、柴胡、桔梗、枳殼、甘草。

【功效】活血祛瘀，行氣止痛。

【適應症】主治Ⅰ～Ⅳ級痤瘡。疹色紫黯者，尤其適用於性情內向、多思慮、善憂傷，月經不調、乳腺增生等氣滯血瘀表現的患者，或者處於更年期的女性患者。

常用中草藥

在治療痤瘡的常用藥物中，大多藥物性味是苦、寒的，主入肺、胃二經。經臨床統計，在中藥治療痤瘡專方中，列前 12 味的藥物分別為：黃芩、甘草、丹參、金銀花、桑白皮、赤芍、白花蛇舌草、梔子、生地黃、枇杷葉、蒲公英、連翹。這對辨證治療，選擇用藥具有一定的指導意義。同時，根據現代研究進一步證實，某些中藥具有調節體內激素水平、抗菌消炎等藥理作用，對治療痤瘡具有針對性療效。現分述於下：

丹參

【性味歸經】味苦，性微寒。歸心、肝經。

【功效】活血調經，祛瘀止痛，養血安神。

【現代藥理研究】丹參提取物是一種緩和的雌激素般的藥物，有抗雄激素作用。同時具有抗細菌消炎，以及免疫調節作用。

白花蛇舌草

【性味歸經】味苦、甘，性寒，無毒。歸心、肝、脾、大腸經。

【功效】清熱解毒，利濕。

【現代藥理研究】有降低雄激素水平、升高雌激素水平的作用。有很強的抑制皮脂腺分泌的作用。尚能增強腎上腺皮質功能而抑制炎症反應。

甘草

【性味歸經】味甘,性平。歸心、肺、脾、胃經。

【功效】補脾益氣,清熱解毒,調和諸藥。

【現代藥理研究】有類腎上腺皮質激素般的作用及抗炎、免疫抑制作用。

黃柏

【性味歸經】味苦,性寒。歸腎、膀胱、大腸經。

【功效】清熱燥濕,瀉火解毒。

【現代藥理研究】對痤瘡丙酸桿菌（Propionibacterium Acnes）、葡萄球菌具有較強的抑制作用。

大黃

【性味歸經】味苦,性寒。歸胃、大腸、肝、脾經。

【功效】攻積滯,清濕熱,瀉火,涼血,祛瘀,解毒。

【現代藥理研究】對痤瘡丙酸桿菌、葡萄球菌具有較強的抑制作用。

黃芩

【性味歸經】味苦，性寒。歸肺、膽、脾、大腸、小腸經。

【功效】清熱燥濕，瀉火解毒。

【現代藥理研究】有較強的體外抑制痤瘡丙酸桿菌的作用，有抑制毛囊皮脂腺導管角化過度的作用。

川芎

【性味歸經】味辛，性溫。歸肝、膽、心包經。

【功效】活血行氣，祛風止痛，行氣開鬱。

【現代藥理研究】具有抗維他命 E 缺乏症的作用，能改善皮膚血液循環及營養狀況，可延緩皮膚衰老，保持皮膚光潔，舒展皺紋，對減輕色素沉着有很好的作用。

當歸

【性味歸經】味甘、辛，性溫。歸肝、心、脾經。

【功效】補血活血，調經止痛，潤腸通便。

【現代藥理研究】對酪氨酸酶活性有較強抑制作用，可以有效抑制黑色素的形成，達到美白、祛斑、消除痘印的目的。

白芷

【性味歸經】味辛，性溫。歸肺、脾、胃經。為陽明經引經藥。

【功效】祛風濕，活血排膿，生肌止痛。

【現代藥理研究】具有潔膚祛痕的作用。

薄荷

【性味歸經】味辛,性涼。歸肺、肝經。

【功效】發散風熱,透疹解毒,疏肝解鬱和止癢。

【現代藥理研究】是較強的透皮促進劑。

針刺治療

針刺療法以經絡、臟腑學說為基礎,通過對腧穴、經絡的針刺刺激,來清熱涼血,瀉火解毒,調補陰陽氣血,以達到治療痤瘡的目的。具有見效快、復發率低、無毒副作用以及經濟簡便等優點。

針灸治療痤瘡,使用頻率最高的經絡,依次為:足太陽膀胱經、督脈、足陽明胃經、足太陰脾經、手陽明大腸經、足厥陰肝經;使用頻率最高的穴位依次為:大椎、足三里、三陰交、合谷、曲池以及肺俞等背俞穴。

1. 肺經風熱型

取穴:列缺、合谷、足三里。

2. 濕熱蘊結型

取穴:中脘、足三里、三陰交。

3. 痰瘀互結型

取穴:中脘、曲池、三陰交。

4. 沖任不調型

取穴：太沖、陽陵泉、蠡溝、關元、中極、子宮穴，足三里、三陰交。

操作：毫針刺，用瀉法，每天 1 次，每次留針 30 分鐘。連續針刺 5 天停止，1 週為一療程。

耳穴治療

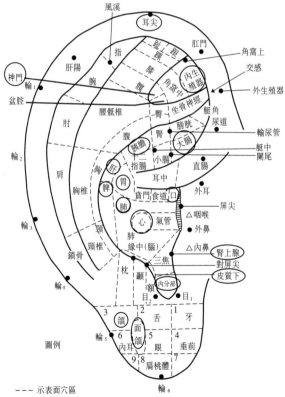

《內經》曰："耳者，宗脈所聚也"，是說人身 12 條經脈都直接或間接上達於耳。耳穴療法就是根據耳穴與臟腑經絡的關係，通過針刺、埋針、貼壓、放血等產生局部刺激，利用腧穴 —— 經絡的作用調節機體內外環境的平衡，改善內分泌和胃腸功能，抑制皮脂腺分泌，從而治療痤瘡。

常用穴位：

主穴：內分泌、肺、皮質下、神門，耳尖。

配穴：腎上腺、胃、脾、大腸、心、面頰、下頜、卵巢、肝、膽。

針刺方法：每次選主穴 2~3 個，配穴 2~3 個。常規消毒，醫者左手固定耳部，右手拇、食指持針柄，將針對準穴位，手指前後撚轉，使針隨撚轉刺入。留針 30 分鐘，每天 1 次，10 次為一療程。療程間隔 3~5 天，一般治療 2~3 個療程。根據病情選擇兩耳同時或交替施術。

壓丸方法：每次選主穴 2~3 個，配穴 2~3 個。用酒精棉球在耳廓部脫脂，用 0.5 厘米 × 0.5 厘米大小的膠布將王不留行籽固定於穴位部。一次選一側，3 天換另一側。囑患者每天按壓 2 次，每次按壓 3~5 分鐘。2 次共 6 天為一療程，療程間休息 3 天。

另據米建平[1]報導：治療肺胃血熱上薰頭面所致的痤瘡 42 例，取肺、胃、神門、腎上腺或內分泌，每次選穴 3~4 個，兩耳同時或交替施術，每天 1 次，7 次為一療程。42 例中，痊癒 29 例，顯效 6 例，好轉 4 例，無效 3 例，總有效率 93%。

中藥面膜

中藥面膜是中醫外治法的一種，根據病情與辨證選取藥物，按一定比例，研極細末，然後用基質調勻即可。中藥面膜是治療痤瘡的一種輔助手段，由於痤瘡有不同的臨床表現，所以我們主張仍然要辨證使用。如果去痘印則可採取辨病對症選用中藥面膜。

1. 去痘瘡

史月君[2]等根據辨證論治，予以面膜外敷。配合中藥內服，療效明顯優於對照組（異維 A 酸（Isotretinoin）膠囊口服、克林霉素磷酸酯凝膠（Clindamycin Phosphate Gel）外用）。現介紹如下：

【藥物組成】

肺經風熱型：大黃、硫磺、丹參各 100 克，冰片 25 克。

濕熱蘊結型：黃柏、丹參、紫花地丁、當歸、白芷、半夏、五倍子各 100 克。

痰瘀互結型：細辛 25 克，白芷 50 克，白扁豆 20 克，白芍 50 克，白附子 50 克，當歸 50 克，五味子 20 克，紅花 10 克，赤芍 25 克，烏梅（烘乾）25 克。

【操作步驟】

各方研成細末，過 120 目篩，取少量，用水和醫用石膏粉調和成稀糊狀；先行常規美容步驟，淨面，或蒸面，或針清粉刺；將面膜膏均勻塗於患者面部，保留 20 分鐘，然後用溫水洗淨。5~7 天 1 次，7 次為一療程。

注意：一般不做面部按摩，特別是痤瘡有炎症時，要更加小心，預防感染。

2. 去痘印

祛痘印面膜，主要是將有祛除痘印功效的中藥，加到由各種素材製作成的面膜中。面膜將作為載體，讓有效成份被皮膚吸收，達到去痘印的功效。

瓜芷面膜

【組成】土瓜根 10 克，白芷 10 克，蜂蜜少量。

【用法】將上藥研極細粉，再加入少許蜂蜜調勻，塗抹於面部。30 分鐘左右後，用溫水洗淨。每天 1 次，連續 3 週，或隔天 1 次，連續 4 週。

【功效】土瓜根，味苦、性寒；歸肝、脾、胃經。具有消腫散結，行血破瘀的功效，能夠全面改善皮膚的血液循環，消除面部黑點，有效祛除痘印。醫學研究發現，土瓜根中有 40 多種對人體肌膚有益的植物因子，對修復皮膚有一定的療效。白芷，味辛，性溫；入肺、脾、胃經，為頭面部的引經藥，面部疾病的必用之品。具有祛風濕、活血排膿、生肌止痛的功效。現代藥理研究具有潔膚祛痕的作用。

丹蜜雙仁面膜

【組成】丹參 10 克，冬瓜仁 10 克，桃仁 10 克，蜂蜜少量。

【用法】將上藥研極細粉，加入適量蜂蜜混合成黏稠的膏狀；

每晚睡覺前塗在痘印上，第二天早晨洗淨。一般敷 3 個星期後，痘印會逐漸變淡。

【功效】冬瓜仁所含的植物油中的亞油酸等物質，是潤澤皮膚的美容劑，不飽和脂肪酸可以使容顏紅潤光澤，皮膚細嫩柔潤，袪濕利水排毒；丹參、桃仁活血化瘀，有豐富的維他命 E 及 B6，藥效能幫助肌膚抗氧化，有淡印的功效。蜂蜜的保濕效果，讓面膜的效果更好。

中藥外洗

中藥外洗是用藥物煮水後外洗患部，通過藥物的藥力和熱力的綜合作用，使局部皮溫升高，毛孔張大，循環加快，有利藥物經皮膚吸收和皮脂排出，明顯改善局部營養，有效消除炎症。要注意：如潰破、癢感明顯，暫不宜用洗劑。

1. 顛倒散外擦：將大黃、硫磺等分研極細末，配成 30% 的洗劑外擦，每天晚上塗抹，次晨洗去。

2. 顛倒散外洗：將硫磺、大黃各 7.5 克，研極細末，加入石灰水（將石灰與水攪渾，待澄清後取當中清水）100 毫升混和即成。外搽患處，每天 3~4 次。

3. 中藥煎煮液外洗：黃芩 15 克，當歸 15 克，苦參 15 克，連翹 15 克，皂角 15 克，蒲公英 15 克，野菊花 15 克，夏枯草 15 克。水煎外洗，每 3 天 1 劑。何靜岩[3]在口服當歸苦參丸的基礎上，分別採用中藥外洗和環丙沙星軟膏（Ciprofloxacin

Hydrochloride Ointment）對照組治療。結果顯示，中藥外洗組臨床總有效率明顯高於環丙沙星軟膏組。

常用食療方

雙花清火茶

【材料】梔子花、菊花各等量。

【製法】滾水浸泡約 5 分鐘。

【用法】不拘時代茶頻服。能清火利尿排毒。

四仁潤腸粥

【材料】桃仁 10 克，火麻仁 10 克，甜杏仁 15 克，決明子 30 克，粳米 100 克。

【製法】在砂鍋裏加適量清水，放入上述諸品（除粳米外），煎煮 30 分鐘，去渣留汁，再放粳米，煮熟成粥，加食鹽適量調味食用。

【用法】每天一碗。具有清熱通便排毒功效。

枇杷薏仁粥

【材料】生薏苡仁 100 克，鮮枇杷 60 克（去皮核），枇杷葉 10 克，綠豆 30 克。

【製法】綠豆洗淨泡發備用。先將枇杷葉洗淨切碎，煮沸 10~15 分鐘，去渣留汁，加入薏苡仁、綠豆煮粥，粥熟後，切碎枇杷果肉，放入其中攪勻即成。

【用法】每天服 2 次。主要應用於肺經風熱型患者。

涼拌三鮮

【材料】鮮莧菜 100 克，鮮芹菜 100 克，鮮馬齒莧 100 克，調味料適量。

【製法】將三物分別用開水焯至七成熟，撈出後浸入冷水 5~10 分鐘，取出淋去水，切段，加入調味料後拌勻即成。

【用法】作為普通菜餚，經常食用。主要應用於濕熱蘊結型患者。

桃仁山楂粥

【材料】桃仁 10 克，山楂 19 克，貝母 19 克，荷葉半張，粳米 60 克。

【製法】先放前四味藥煎成湯液，去渣後加入粳米煮粥。

【用法】主要應用於痰濕偏盛的患者[4]。

蔬果汁

【材料】芹菜 100 克，小番茄 1 個，雪梨 150 克，檸檬五分之一個。

【製法】芹菜摘去葉，切為小段，小番茄剝去皮，雪梨削皮，剖去其核。上三味，放入榨汁機中榨汁，用乾淨容器收集即成。

【用法】取其汁，每天飲服 1 次。能治療和預防面部痤瘡。

西醫治療

1. 抗菌藥

　　主要通過抗菌、抗炎和免疫調節來實現治療作用。常用的外用抗菌藥是四環素類（Tetracyclines）、大環內酯類（Macrolides）、克林黴素（Clindamycin）、氯霉素（Chloramphenicol）等，可與維 A 酸類（Tretinoin）藥物合用。臨床上，外用抗生素不能與口服抗生素合用。皮損改善後應停藥，或 2~3 個月後無效應換用其他抗生素，以防耐藥。此類藥適用於中、重度痤瘡，主要通過殺滅痤瘡丙酸桿菌，降低皮脂腺中脂肪酸的濃度而發揮療效，對中、重度丘疹、膿皰型痤瘡有效。米諾環素（Minocycline）是四環素的半合成衍生物，屬於廣譜抗生素，對膿皰性重度痤瘡尤佳 [5]。

2. 抑制毛囊皮脂腺導管角化異常藥

　　毛囊口過度角化是痤瘡發病的重要原因之一，臨床上常用的抑制毛囊皮脂腺導管角化異常的藥物，主要為維 A 酸類。其中，維 A 酸類中的阿達帕林（Adapalene）、他扎羅汀（Tazarotene）僅用於局部塗抹。異維 A 酸能抑制皮脂腺導管角化、皮脂生成，同時抑制痤瘡丙酸桿菌生長，對結節、囊腫和聚合性痤瘡的效果尤佳 [6]。

3. 抗雄激素藥物

雄激素水平異常是形成痤瘡的病因之一，故抗雄激素治療適用於雄激素水平高，同時伴有皮脂分泌過多、毛孔粗大、炎性丘疹、瘢痕、月經週期紊亂等症狀的痤瘡患者。螺內酯（Spironolactone）能直接競爭阻斷雄激素與其受體結合，達到抑制皮脂分泌的作用。炔雌醇環丙孕酮（Ethinylestradiol and Cyproterone Acetate）具有較強的抗雄激素作用，能有效減少面部油脂分泌，對伴有高雄激素血症、有避孕要求的女性重度痤瘡者，有很好的療效[7]。

4. 物理治療

常用的物理治療主要有：紅藍光療法、強脈衝光、鐳射、光動力療法、射頻技術等。

四、痤瘡的皮膚養護

避免擠壓患處

有些年輕人往往不自覺地擠壓患處，這是很不良的習慣。痤瘡的生存週期為 3~4 天，雙手或不潔工具的擠壓會增加二次感染的風險，細菌進入血液後，通過血液循環到達各個臟器，就會引發敗血症、骨髓炎等併發症。同時，擠壓造成的皮下瘀血，要

4~6 週才會消失，摳擠而造成的傷口，經反覆刺激易引起皮膚增生，形成不同程度的瘢痕。

更危險的是造成顱內感染。人的面部有一個"危險三角區"，這個區域的痘瘡千萬別摳、擠、挑。"危險三角區"即兩側口角至鼻根連線所形成的三角形區域，包括人的上下唇、鼻子及鼻翼兩側等。人的頭面部血液供應很豐富，且頭面部的靜脈血管中缺少瓣膜，無法防止血液回流，細菌進入血液後，血液可向上逆流進入顱內，造成顱內感染。

少用化粧品

生痤瘡時，盡量少用任何潔面類、潤膚類的護膚品、油性化粧品，以及不適當的祛痘膏。如果有非用不可的場合，也要選親水性配方，或較溫和的化粧品。如果要用髮膠、定型液，也要注意與面部隔離，目的是避免任何東西再去刺激、堵塞毛孔，以利皮膚呼吸、排泄。

用溫水洗臉

痤瘡面部護理最為重要的是皮膚清潔。首先要培養清潔皮膚的良好習慣，尤其面部更要做到每天清潔。早上起牀後，皮膚會有油脂和代謝的廢物存在，及時清洗會使皮膚感到清爽，有利皮膚呼吸、排泄和吸收營養。晚上，由於白天風塵僕僕，如果不予以清洗，糊在臉上的污垢會堵塞毛孔，阻礙皮膚的呼吸、排泄和吸收，影響皮膚修復和獲得營養。

用溫水洗臉，是因為冷水不易去除油脂，溫熱水易促進皮脂分泌。注意水溫不宜太高，一般在 35℃~40℃ 之間。同時減少每天用香皂、潔面乳的次數。資料顯示，外用不正規的祛痘化粧品、中草藥酒精擦劑、洗臉水溫較高、每天使用香皂 2 次以上、使用潔面乳 3 次以上、頻繁去角質、不使用化粧水和潤膚劑，均為皮膚屏障功能破壞的危險因素，可增加表皮失水量，使表皮角化過度；同時減弱皮膚抵禦微生物的能力，增加皮膚敏感性，使痤瘡病情加重[8]。

清潔皮膚時，最好使用雙手清洗，因為相對於其他物品來說，雙手對面部皮膚的磨擦最小，不易傷害皮膚。用手指指腹蘸取洗面乳在面部皮膚上畫圈，將洗面乳和面部污垢徹底融合後，用手捧水將面沖洗乾淨。清洗時，切勿用毛巾用力在皮膚上搓揉。擦臉時應當將毛巾覆蓋在臉上吸乾水分。如果面上的痤瘡情況嚴重，應當更加注意洗臉力度，千萬不可將皮損擦破，以免造成皮膚炎症。皮膚徹底清潔後，可用熱水與冷水交替拍面，以加速血液循環，增強皮膚抵抗力。最後，用冷水敷面，以收縮毛孔，抑制皮脂分泌。

五、日常養護

情緒與睡眠

愉快的心情是治療青春痘的良方，控制情緒與調適壓力是相當重要的一環。情緒穩定是讓身心達到內在平衡的重要關鍵，對治療青春痘具有重要的影響。所以，要勞逸結合，保持精神和情緒穩定，勿自卑、焦慮、抑鬱、煩躁等，避免心理負擔過重，引起內分泌紊亂。同時，要保持充足睡眠。睡得不好，油脂會分泌得更多，因此痘瘡也會冒得更多。所以不要熬夜，要保持良好的睡眠習慣。同時充足的睡眠可有效調整各臟器的功能及正常的代謝平衡。

飲食與起居

痤瘡患者的飲食大有講究，一旦飲食不慎，則會促進痤瘡發作或加重。在保持均衡飲食的情況下，盡量注意適當多吃以下食物：

1. **富含維他命 A 的食物**：維他命 A 可調節上皮細胞的代謝，對毛囊角質有一定的調節作用，同時能調節皮膚汗腺功能，減少酸性代謝產物對表皮的侵襲，有利於青春痘患者的康復。含維他命 A 豐富的食物有：金針菇、胡蘿蔔、韭菜、薺菜、菠菜、動物肝臟等。

2. **富含維他命 B 類的食物**：維他命 B2 能促進細胞內的生物

氧化過程，參與糖、蛋白質和脂肪的代謝。各種動物性食品中均含有豐富的維他命 B2，如動物內臟、瘦肉、乳類、蛋類及綠葉蔬菜等。維他命 B6 參與不飽和脂肪酸的代謝，對本病防治大有益處。含維他命 B6 豐富的食物有：蛋黃、瘦肉類、魚類、豆類及白菜等。

3. **富含鋅的食物**：鋅有控制皮脂腺分泌和減輕細胞脫落與角化作用。含鋅較豐富的食物包括：瘦肉類、牡蠣（蠔）、海參、海魚、雞蛋、核桃仁、葵花籽、蘋果、金針菇等。

4. **具有清涼袪熱作用的食品**：青春痘患者大多數有內熱，故飲食應多選用具有清涼袪熱、生津潤燥作用的食品，如瘦豬肉、豬肺、鴨肉、蘑菇、木耳、芹菜、油菜、菠菜、莧菜、萵筍、苦瓜、黃瓜、絲瓜、冬瓜、番茄、綠豆芽、綠豆、黃豆、豆腐、蓮藕、西瓜、梨、山楂、蘋果等。

5. **維他命含量高的蔬菜、水果**，多吃有利於保持體內營養的平衡。可有效避免過分油膩、辛辣等食品引起脾胃溫熱上蒸，或消化道因刺激而紊亂，上行凝滯於面部而加重青春痘。同時，維他命 C 是體內膠原蛋白製造的必需物質，膠原蛋白可以加速傷口癒合，保持皮膚彈性與水分。維他命 C 並可抑制黑色素形成，減少黑斑的產生。

盡量少食或避免以下食物：

1. 避免高碘食物，因過量的碘含量會使已經存在的痘瘡大量長出。

2. 避免過多精製糖類，學者研究發現，過多的精製糖類攝取，會使人體免疫力下降，容易造成傷口細菌感染問題，應盡量避免攝取過多精製糖類。

3. 避免辛辣刺激性食品，如辣椒、大蒜、蔥、薑以及煙、酒、咖啡等。

4. 少吃高熱量、油膩、油炸、煎烤食品。

5. 少吃海鮮、發物（即容易誘發某些疾病或加重已發疾病的食物），如海魚、海蝦、海蟹以及羊肉等。

痤瘡患者的生活起居也相當重要，最關鍵的四個字是："生活規律"。其他事項還有：

1. 確實做好防曬防護。陽光中的紫外線一旦經青春痘的傷口直接射穿到表皮層，就會在傷口部位形成黑色斑點，即使在青春痘消失後，仍舊會留下像黑斑一樣的痕跡。

2. 不要熬夜，不要吸煙，嚴禁飲酒。

3. 每天至少保持 1,500 毫升的喝水量，以利小便，清熱排毒。

4. 經常洗頭。保持頭髮的清潔，可以改善青春痘狀況，並且預防感染。還應當選擇清爽的髮型，盡量不讓髮絲飄拂到臉頰上，保持皮膚清爽。

大便要通暢

這個要點特別容易被人忽視，所以要特別強調。一定要養成正常的排便習慣，每天 1~2 次，大便不能乾。大便通暢，可以保持人體正常的新陳代謝，使胃腸暢通，從而不使毒素在體內淤積，從源頭上斬斷青春痘的成因。

參考文獻：

[1] 米建平：〈耳穴點刺放血治療痤瘡 42 例〉，《上海針灸雜誌》，1996，15(3)，頁 328。

[2] 史月君、李波、鄭義宏、宋順鵬、占城、朱英華、李喬：〈中醫內外治結合辨證治療尋常型痤瘡 200 例臨床研究〉，《中華中醫藥雜誌》，2010，25(6)，頁 900~901。

[3] 何靜岩：〈中藥外洗治療痤瘡的臨床療效觀察〉，《中外醫療》，2010，2，頁 105。

[4] 張秀芬：〈尋常性痤瘡的治療體會〉，《現代中西醫結合雜誌》，2006，15(12)，頁 1654~1655。

[5] 王順渝：〈米諾環素在皮膚性病中的合理應用〉，《首都醫學》，1999，6(2)，頁 34。

[6] 楊雪源、馮素英、弓娟琴等：〈異維 A 酸治療中度尋常痤瘡臨床療效觀察〉，《臨床皮膚科雜誌》，2005，34(10)，頁 701。

[7] 弓娟琴、胡茲嘉：〈痤瘡的抗雄激素治療〉，《國外醫學—皮膚性病學分冊》，1998，24(3)，頁 132。

[8] 王燕、馬瓊、段靜嫻等：〈痤瘡患者皮膚屏障功能受損原因分析〉，《中國美容醫學》，2010，19(1)，頁 79~81。

第四章　突眼

一、認識突眼

甚麼是突眼症？

突眼症，顧名思義，就是眼球向前突出，不同於常人。本病直接有損面部美容，影響患者的外在形象，也屬於損容類病症。用醫學術語來說，突眼是以眼眶脂肪、結締組織和眼外肌體積增加，以及免疫活性細胞浸潤為主要病理特徵的疾病。主要表現為病人眼球前突、暴露性角膜炎、複視、斜視及眼球運動受限，突出嚴重者，眼瞼不能完全閉合，或者壓迫視神經等。多見於甲狀腺相關性眼病，是一種器官特異性自身免疫性疾病。

突眼在臨床上有多種原因，以上主要討論由甲狀腺功能亢進所引致的突眼。

突眼與甲狀腺功能亢進

1. **甲狀腺**：甲狀腺是人的重要腺體，屬於內分泌器官，位於頸部甲狀軟骨下方，氣管兩旁，"喉結"的下方約 2~3 厘米處，在吞嚥東西時可隨其上下移動。人類的甲狀腺形似蝴蝶，猶如盾甲，故名"甲狀腺"。成人甲狀腺的平均重量為 20~40 克，甲狀腺表面有結締組織被膜，表面結締組織深入到腺實質，將腺實質分為許多不明顯的小葉，小葉內有很多甲狀腺濾泡，濾泡旁細胞甲狀腺激素是甲狀腺分泌的激素。

2. **甲狀腺激素**：甲狀腺激素的生理功能主要為：促進新陳代謝，使絕大多數組織耗氧量加大，並增加產熱；促進生長發育，對長骨、腦和生殖器官的發育生長至關重要；提高中樞神經系統的興奮性。此外，還有加強和調控其他激素的作用及加快心率、加強心縮力和加大心輸出量等作用。

3. **甲狀腺功能亢進**：簡稱甲亢，是一種由於體內過量的三碘甲腺原氨酸（Triiodothyronine, T3）和四碘甲腺原氨酸（Tetraiodothyronine, T4，即甲狀腺素），以及甲狀腺本身或甲狀腺以外的多種原因引起的甲狀腺激素增多，進入循環血管中，作用於全身的組織和器官，造成機體的神經、循環、消化等各系統的興奮性增高，和代謝亢進為主要表現的疾病總稱。

4. **突眼症**：大多數甲亢患者，在早期都會出現突眼症，也就是甲亢突眼，可分為良性突眼和惡性突眼兩種。

i) **良性突眼**：也稱非浸潤性突眼。患者通常表現為眼球會突出，眼睛會出現凝視，或者會出現驚恐的眼神。以眼瞼和眼外部改變為主，球後組織無明顯改變，主要因交感神經活動亢進，上眼瞼肌張力增高，導致突眼。由於交感神經興奮，致 Müller 平滑肌痙攣使眼瞼退縮，眼球向前移位，瞼裂明顯增大，眼球直向前看呈凝視狀態。這種突眼佔臨床的絕大多數。

ii）惡性突眼：也稱浸潤性突眼。患者通常表現為怕光、流淚、複視、視力減退、眼部腫痛、刺痛、有異物感等，或眼睛不能閉合，結膜、角膜外露而引起充血、水腫、角膜潰爛等。惡性突眼可以由良性突眼轉變而成。浸潤性突眼是彌漫性甲狀腺腫伴甲狀腺功能亢進的特殊表現之一，目前認為和自身免疫因素有關，其發病是細胞免疫和體液免疫共同作用的結果。由於自身免疫紊亂，眼外肌受淋巴細胞和漿細胞浸潤而腫脹，減少了對眼球向後牽拉的力量，因而造成突眼。突眼的程度與甲亢無明顯關係。這種突眼臨床上較為少見，佔甲亢的 6%~10%。

中醫對突眼症的認識

中醫古典醫籍中最早有類似"突眼"的記載，始見於隋代巢元方所著的《諸病源候論》，名稱為"目珠子脫出候"，原因是"肝氣蘊積生熱，熱沖於目，使目睛疼痛，熱氣衝擊其珠子，故令脫出。"而現在對"突眼"的認識已趨於完善。中醫認為，"肝開竅於目"，可見"突眼"主要是肝經病變。那是甚麼影響了肝？不良情緒是主要致病原因；肝鬱化火，積熱生痰，上攻於目是主要病理。具體來說，主要有兩點：**一是肝經火熱，熱盛氣血上沖，熱勢外泄；二是肝氣鬱結不散，氣鬱生痰，痰氣交結，上注於目。**

在辨證方面，主要需辨明在氣在血、火旺與陰虛的不同。目突、流淚、怕風、畏光、伴頸前腫大、心悸、失眠、煩躁，病在**氣分**；目突腫脹、凝視、白球紅赤、病在**血分**；眼球突出、煩熱、易汗、性情急躁易怒、手指顫抖、面部烘熱、口苦、舌紅苔黃、脈數者，為**火旺**；目突、乾澀、心悸不寧、心煩少寐、易出汗、手指顫抖、頭暈目眩、倦怠乏力、舌紅、脈弦細數者，為**陰虛**。其治療以祛邪扶正為基本大法，祛邪有行氣、清熱、瀉火、化痰之辨；扶正有益氣、養陰或氣陰兩補之別。

二、突眼的診斷

甲亢性突眼的診斷

突眼的診斷以測量眼球突出度為依據。眼球突出度，為檢查者從側面觀察角膜頂點在直尺的刻度，即眼眶外側骨緣至角膜最前端的距離。測量時，測者與受檢者對面而坐，將突眼計測量器上切跡處嵌於受檢者顳側眶緣，囑其向前直視，此時由兩面平面鏡中看到的角膜頂點所對的值，即為眼球突出度。同時由平桿上刻度得知兩眼眶距的值，記錄眶距及各眼球突出度值。華人正常眼球突出度在 12~14 毫米，平均 13 毫米，兩眼差值不超過 2 毫米，一般不超過 16 毫米。

就突眼而言，有許多種發病原因，如炎症、腫瘤、外傷等均可引起。然而，甲亢併發突眼較多見，其診斷主要依據為：

1. **病史**：常伴有甲狀腺疾病，甲亢症狀基本控制或未控制，血清 T3、T4 含量正常或高於正常，無眼球及眶內病變史，視力不低於 1.0。

2. **臨床表現**：眼球持續突出，並有加重趨勢。

3. **檢查**：患者存在雙側眼部特徵性體徵，突眼度 >18 毫米；超聲波檢查球後間隙 >13.5 毫米，眼軸 >24.5 毫米。

另外，甲亢突眼多數與甲亢同時發生，臨床上經治療後隨着甲亢症狀好轉，有些病人眼球突出可見好轉。然而，有些病人治療後甲亢好轉，眼球突出反而加劇，甚至形成惡性突眼。

與其他突眼症的鑒別

臨床上，突眼還可見於顱內（眶內）疾病、球後腫瘤、血管異常、眶內肌炎、炎性"假瘤"、各種眶內感染等原因引起的突眼。如腫瘤，包括原發性眶內腫瘤和繼發於其他部位的轉移腫瘤，它是引起單側眼球突出最常見的原因。炎症性眼球突出，包括眼球筋膜炎、眼眶蜂窩組織炎、海綿竇血栓靜脈炎等。也可由眼眶的慢性炎症如炎症細胞的浸潤、纖維組織的增生等，臨床表現與腫瘤相似，故稱炎性"假瘤"。眶內血管畸形，包括動靜脈交通、靜脈曲張、動脈瘤。外傷性疾病，包括眶骨或顱骨骨折、眶內積血等均可引致突眼。

另外，還有一種情況叫"假性眼球突出"，是由於眼球眼眶體積比例失調和兩眼球、眼眶不對稱而引起的，常見以下情況：一是，眼眶容積小，眼球大小正常，而眼眶由於發育、外傷或手術致容積變小而比例失調；二是，眼球體積增大，如高度近視；三是，眼外肌鬆弛、眼運動神經麻痺或眼外肌過度後提。另外，眼瞼回縮或面部神經麻痺等瞼裂不對稱，也可造成眼球突出假象。

總之，發現眼球突出應及早看醫生，找出原因並進行相關治療。

三、突眼的治療

辨證分型論治

辨證論治是一種整體治療方法，是調和人體的氣血陰陽，改變生病的內環境，從而達到治療局部病變的效果。根據突眼患者的臨床表現，結合病人的體質、個人嗜好，以及起病原因等綜合辨證，而分成幾種常見證型。選用中藥煲湯內服，是中醫治療突眼的常用方法。通過中醫藥治療，調節甲狀腺素水平，治療突眼與治療甲亢是同步的、一致的。對於起病急、病程短的患者，療效理想。

1. 肝經濕熱型

【症狀】目突腫脹、白球紅赤、畏光、頭暈、急躁怕熱、汗多、口乾苦、小便黃赤、苔黃膩、脈數。

【治法】平肝清熱，消腫散結。

【方藥】**龍膽瀉肝湯**加減：龍膽草 3 克，梔子 6 克，黃芩 10

克，川楝子 5 克，生地 10 克，野菊花 10 克，白芍 10 克，路路通 10 克，浙貝母 10 克，三棱 10 克，莪朮 10 克。

【加減】頭脹、頭暈甚者，加鈎藤；目赤日久者，加當歸尾、石決明、生牡蠣。

2. 肝鬱脾虛型

【症狀】目突，眼瞼或球結膜水腫，眼球或球後脹痛，胸悶、喜太息，或胸脅竄痛，大便時溏、舌淡紅、苔薄白、脈弦。

【治法】疏肝健脾，化痰利水。

【方藥】柴胡疏肝散合二陳湯加減：柴胡 10 克，白芍 6 克，川芎 6 克，枳殼 10 克，陳皮 10 克，香附 10 克，法半夏 10 克，茯苓 10 克，白朮 10 克。

【加減】眼部腫脹明顯者，加車前子、滑石；神疲、不思飲食明顯者，加太子參、山藥。

3. 肝腎陰虛型

【症狀】目突乾澀、複視、畏光、咽乾、潮熱、腰酸、耳鳴、舌質紅、苔少或薄黃而乾或剝苔、脈細弦。

【治法】柔肝補腎，滋陰泄熱。

【方藥】養陰益肝湯加減：女貞子 10 克，生地 10 克，枸杞子 10 克，山萸肉 10 克，白芍 10 克，谷精草 10 克，鱉甲 10 克，百合 10 克，麥冬 10 克，玄參 10 克，天花粉 10 克。

【加減】目突甚者，加青葙子、珍珠母；頸腫明顯者加浙貝母、牡蠣。

中成藥辨治

中成藥大多是經過長期的臨床實踐研製而成的，有療效穩定、服用方便、便於攜帶等特點。現代研製的中成藥可以作為治療甲亢突眼症的主要藥物；以古方為主製成的中成藥，可以作為湯劑的一種輔助治療，適合治療突眼的慢性期。

昆明山海棠片

【組成】本品為昆明山海棠經加工製成的浸膏片。

【功效】清熱解毒，祛風除濕，舒筋活絡。

【適應症】山海棠根具有抗炎作用，能抑制炎症性的毛細血管通透性增加，減少滲出和水腫，也能拮抗炎症因子。主治甲亢突眼症。

雷公藤多甙片

【組成】本品為雷公藤經加工製成的浸膏片。

【功效】祛風解毒，除濕消腫，舒筋通絡。

【適應症】本品能夠抑制細胞免疫和體液免疫的異常亢進，對免疫系統起調節作用。主治甲亢突眼症。

杞菊地黃丸

【組成】枸杞子、菊花、熟地黃、山茱萸、牡丹皮、山藥、茯苓、澤瀉。

【功效】滋腎養肝，清肝明目。

【適應症】適用於突眼之眼睛乾澀、視物昏花者。

石斛夜光丸

【組成】石斛、人參、山藥、茯苓、甘草、肉蓯蓉、枸杞子、菟絲子、熟地黃、地黃、麥冬、五味子、天冬、苦杏仁、防風、川芎、枳殼、黃連、蒺藜、菊花、青葙子、決明子、水牛角、牛膝。

【功效】滋陰益氣，滋補肝腎，清肝明目。

【適應症】適用於突眼伴有內障目暗、視物昏花者。

知柏地黃丸

【組成】知母、黃柏、熟地黃、山茱萸（製）、牡丹皮、山藥、茯苓、澤瀉。

【功效】滋陰降火，清肝明目。

【適應症】適用於甲亢突眼症，屬陰虛火旺者。

常用中草藥

運用中藥治療突眼，多採用養肝腎、清肝熱、明目、利水、祛風、散結為主的治法，常用藥物有：枸杞子、菊花、生地黃、草決明、石決明、玄參、木賊草、石斛、密蒙花、谷精草、車前子、薏苡仁、法半夏、夏枯草等。此外，根據西醫學對本病的認識，結合現代藥理研究成果，多加用雷公藤、山慈姑、半枝蓮、白花蛇舌草等藥，來治療甲亢性突眼。

雷公藤

【**性味歸經**】味苦、辛，性涼，有大毒。歸肝、腎經。

【**功效**】祛風除濕，活血通絡，消腫止痛，殺蟲解毒。

【**現代藥理研究**】能夠抑制細胞免疫和體液免疫的異常亢進，對免疫系統起調節作用。

山慈姑

【**性味歸經**】味甘、微辛，性涼。歸肝、脾經。

【**功效**】清熱解毒，化痰散結。

【**現代藥理研究**】具有抗腫瘤、抗血管生成，抑制免疫作用。

半枝蓮

【**性味歸經**】味辛、苦，性寒。歸肺、肝、腎經。

【**功效**】清熱解毒，活血化瘀，利水消腫。

【**現代藥理研究**】具有抗腫瘤、抑制免疫作用。

青葙子

【性味歸經】味苦,性寒。歸肝經。

【功效】清肝,明目,退翳。

【現代藥理研究】含對羥基苯甲酸酯(Paraben)、棕櫚酸膽甾烯酯(Cholesteryl Palmitatie)、煙酸(Niacin)、β-穀甾醇(Sitosterol)、脂肪油及豐富的硝酸鉀(Potassium Nitrate)等,其水煎液對綠膿桿菌(Pseudomonas Aeruginosa)有較強的抑制作用。

密蒙花

【性味歸經】味甘,性微寒。歸肝、膽經。

【功效】清熱養肝,明目退翳。

【現代藥理研究】含刺槐素(Acacetin)、刺槐甙(Robinin)等,其中刺槐素可降低血管通透性及脆性,並有一定的抗炎及解痙作用。

谷精草

【性味歸經】味辛、甘,性涼。歸肝、胃經。

【功效】祛風散熱,明目退翳。

【現代藥理研究】谷精草水浸劑(1 : 6)在試管內對奧杜盎氏小芽胞癬菌、鐵鏽色小芽胞癬菌等均有不同程度的抑制作用。谷精草(品種未鑒定)煎劑(100%),對綠膿桿菌作用較強,有效濃度為1 : 320(試管法),對肺炎球菌和大腸桿菌亦有作用。

木賊草

【**性味歸經**】味甘、苦，性平、微寒。歸肺、肝經。

【**功效**】疏散風熱，明目退翳，止血。

【**現代藥理研究**】所含的矽酸鹽和鞣質有收斂作用，從而對於接觸部位，有消炎止血作用。

菊花

【**性味歸經**】味甘，性寒。歸肺、肝經。

【**功效**】疏風清熱，平肝明目，解毒消腫。

【**現代藥理研究**】含有豐富的維他命 A，是維護眼睛健康的重要物質。

夏枯草

【**性味歸經**】味辛、苦，性寒。歸肝、膽經。

【**功效**】清肝瀉火，明目，散結消腫。

【**現代藥理研究**】夏枯草提取物對體外培養甲狀腺相關眼病眼眶成纖維細胞，具有與地塞米松（Dexamethasone）相似的抑制作用。

白花蛇舌草

【**性味歸經**】味苦、甘，性寒。歸心、肝、脾、大腸經。

【**功效**】清熱解毒，利濕消腫。

【現代藥理研究】可使炎症區淋巴細胞增多，並可增強嗜中性白細胞吞噬功能，較高劑量能抑制免疫功能，有報導白花蛇舌草有皮質激素一般的功能。

針刺推拿

針刺推拿是治療甲亢突眼的輔助方法之一。通過針刺方法，達到調整機體內分泌的作用，還有調節免疫、抗菌消炎、減少滲出、控制局部水腫等作用。以下介紹兩篇有關的研究報導，對於臨床開拓思路、參考治療有一定幫助。

張曉東[1]對 36 例（66 個突眼）患者，其中男性 10 例，女 26 例。取風池、上天柱（天柱穴上 5 分）、太陽、陽白、印堂、四白、外關、合谷、內關、足三里、陰陵泉、三陰交、太沖穴位，取 1.5~2 吋 32 號不鏽鋼毫針，在風池、上天柱穴向對側眼部方向進針 1.2~1.4 吋，行導氣法，使針感向同側眼眶區外部及眼部放射，要求氣（指標刺過程中的 "得氣"，即酸、脹或麻的感覺）至病所。陽白向魚腰穴透刺，印堂、太陽、四白常規刺法，靜留針。遠端取穴按虛實辨證，補虛瀉實，行提插撚轉補瀉。以上所針穴位，需留針 40 分鐘。連續針刺 5 天，休息 2 天，20 次為一療程，療程之間休息 7 天，連續治療 3 個療程。結果顯示，治癒 12 隻眼，顯效 19 隻眼，有效 23 隻眼，無效 12 隻眼，總有效率為 82%。現代醫學認為甲亢突眼症的形成與機體的免疫反應相關，眼眶內自身免疫性眼外肌炎，淋巴細胞的炎症浸潤，出現水腫，球後間隙和脂肪、結締組織體積增大，使眶內壓明顯增高，眼球突出；眼部軟組織和眼外肌受累而出現多種眼症和症狀。針刺具有控制炎症、促進水腫消退和調整機體的免疫功能。經針刺治療後，使局部炎症、水腫得到改善，有利於緩解眼球突出。

　　許偉明等 [2] 將 45 例浸潤性突眼患者隨機分為針推組（25 例）與西藥組（20 例）。針推組採用針灸配合穴位按摩，選擇睛明、球後、承泣、上明為針刺主穴，配合手法按摩頸後部及眶周局部各穴位。西藥組靜脈滴注地塞米松和甲氨蝶呤（Methotrexate），口服潑尼松（Prednisone）。兩組治療後突眼均有改善，但針推組改善明顯優於西藥組，且不良反應較少。

常用食療方
杞菊竹筍湯

　　【材料】竹筍 300 克，枸杞子 10 克，菊花 6 克，調料適量。

　　【製法】將竹筍切成棱狀，置油鍋內烘成金黃色，撈出瀝去油，再與枸杞子、菊花同放空鍋內，加入適量清水、黃酒、鹽，先武火後文火，煮至竹筍爛，即可食用。

　　【用法】喝湯。能滋陰降火、化痰軟堅。適用於陰虛內熱型的甲亢突眼。

夏枯草鯽魚湯

　　【材料】夏枯草 30 克，鯽魚 1 條（約 250 克），豆腐一塊，油、鹽、蔥、味精適量。

【製法】夏枯草煎湯取汁，將鯽魚、豆腐及調味料加入燉湯服用。

【用法】喝湯。能清熱化痰、軟堅消腫。適用於甲亢突眼。

四花清火茶

【材料】梔子花、菊花、密蒙花、槐花各等量。

【製法】滾水沖泡，燜約 10 分鐘後即可；可酌加蜂蜜飲用。

【用法】不拘時代茶頻服。能清肝瀉火，涼血散瘀，利尿排毒。

豬肚橄欖湯

【材料】豬肚 500 克，橄欖 20 克，薑、鹽適量。

【製法】把新鮮橄欖（亦名青果）放在豬肚裏，再放水燉成湯，為祛腥味放一塊薑，燉好後將豬肚裏的橄欖取出倒掉，將豬肚切成條，根據個人口味可放少許鹽。

【用法】湯飲服，豬肚亦可食用。能清火解毒，補虛損，健脾胃。

西醫治療

1. **一般治療**：保護眼睛，避免強光、灰塵刺激，外出可配戴墨鏡，也可外用眼膏或眼藥水保護眼睛，睡眠時可用高枕，以減輕眼部壓力。

2. **甲亢藥物治療**：由於浸潤性突眼多與毒性彌漫性甲狀腺腫（Graves病）伴隨發生，因此治療突眼時，應首先控制甲亢。但甲亢控制過度可使突眼加重，須加用小劑量甲狀腺素製劑，防止突眼的發生或加重。

3. **免疫抑制劑**：糖皮質激素類（Glucocorticoid）藥物，多用潑尼松，用量從每天30毫克開始，可增至每天100毫克，症狀好轉後逐漸減量，療程3個月以上；也可用地塞米松治療。另外，可試用環磷醯胺（Cyclophosphamide）、硫唑嘌呤（Azathioprine）等治療，但療效尚不肯定。

4. **放射治療**：嚴重突眼者可用球後照射，對經藥物或免疫抑制劑治療無效者均可選用。

5. **手術治療**：對其他治療無效、突眼仍嚴重者，可採取眶周減壓術，切除眶側壁、頂部或底部。

四、日常養護

眼部護理

採取保護措施，預防眼睛受到刺激和傷害。配戴深色眼鏡，以防光線刺激，灰塵和異物的侵害；複視者戴單側眼罩。經常以眼藥水濕潤眼睛，避免過度乾燥；睡前塗抗生素眼膏，用無菌生理鹽水紗布覆蓋雙眼。睡覺或休息時，抬高頭部，使眶內液回流減少，減輕球後水腫。當眼睛有異物感、刺痛或流淚時，勿用手直接揉眼睛。

飲食調理

為滿足機體代謝亢進的需要，給予高熱量、高蛋白、高維他命（尤其是複合維他命 B）及礦物質的飲食。主食宜足量，可以增加奶類、蛋類、瘦肉類等優質蛋白以糾正體內的負氮平衡（即攝入氮小於排出氮），兩餐之間增加點心。每天喝水 2~3 公升以補充出汗、腹瀉、呼吸加快等所丟失的水分。但有心臟疾患者應避免大量喝水，以防水腫和心力衰竭。禁止攝入刺激性的食物及飲料，如濃茶、咖啡等，以免引起精神興奮。勿進食增加腸道蠕動及易導致腹瀉的食物，如高纖維食物。

情緒管理

觀察精神狀態和手指震顫情況，注意有無焦慮、煩躁、心悸等甲亢加重表現，以便作出必要的跟進處理。局部觀察，注意眼球後水腫消長情況，以便定期作眼科角膜檢查以防角膜潰瘍造成失明。提供心理支持，鼓勵表達內心感受，理解和同情病人，避免情緒不安。同時勿接觸興奮、刺激的消息，以減少激動、易怒的精神症狀。

參考文獻：

[1]　張曉東：〈針刺治療甲亢突眼症臨床觀察〉,《中國地方病防治雜誌》,2008,23(5),頁 394。

[2]　許偉明、郭藝紅、陳碧蝦：〈針刺結合穴位按摩治療浸潤性突眼療效觀察〉,《中國針灸》,2011,31(2),頁 101~103。

第二部分

頸部 病症

第五章　頸腫

一、認識頸腫

頸腫與甲狀腺疾病

頸腫是以頸前下方"喉結"兩旁彌漫性腫大或以結塊為主要臨床特徵的一類疾病。頸部腫大突起，不僅直接影響患者的美觀，而且多伴有內分泌系統的疾病。主要見於與甲狀腺相關的內分泌疾病，如單純性甲狀腺腫、甲狀腺腺瘤、甲狀腺結節、甲狀腺炎、甲狀腺功能亢進症、甲狀腺癌等。

臨床最常見的是單純性甲狀腺腫與甲狀腺腫瘤。

單純性甲狀腺腫與甲狀腺腫瘤
1. 單純性甲狀腺腫

單純性甲狀腺腫是甲狀腺功能正常的甲狀腺腫，是以缺碘、致甲狀腺素生成物質或相關酶缺陷等原因所致的代償性甲狀腺腫大。臨床早期甲狀腺呈彌漫性腫大，表面光滑，質地柔軟無壓痛，與周圍組織不黏連。病情進展緩慢，數年時間腫大漸增，常形成多發性結節，大小不等，此時又稱結節性甲狀腺腫。

病人早期無明顯不適，且沒有腫瘤和炎症，也沒有明顯的甲狀腺功能亢進或減退，血清甲狀腺激素譜：三碘甲腺原氨酸（Triiodothyronine, T3）、四碘甲腺原氨酸（Tetraiodothyronine, T4）、促甲狀腺激素（Thyroid-stimulating Hormone, TSH）均正常。

本病散發於非地方性甲狀腺腫流行區，也散發於個別人士或個別家族，無地方性流行，可發生在非缺碘地區或高碘的沿海地區。常在體檢時發現，女性好發，在青春期、妊娠期、哺乳期及絕經期發病或病情加重。

2. 甲狀腺腫瘤

甲狀腺腫瘤有良性和惡性之分，但以良性為常見，約佔 90%。

良性甲狀腺腫瘤，臨床多表現為甲狀腺孤立性結節，或多發性結節。早期可無任何自覺症狀，直至腫塊達到 1 厘米以上，甚至更大，才會被發現。腫塊呈圓形或橢圓形，大小不等，小者如綠豆大小。質地堅韌，表面光滑，邊界清楚，活動度良好，與周圍組織無黏連，隨吞嚥動作上下移動。實驗室檢查，甲狀腺功能正常。

本病的發病，由於地區及性別的不同，有較大的區別。一般而言，高原缺碘地區發病率高；就性別而言，女性甲狀腺良性腫瘤的發病率較男性高 2~4 倍。

甲狀腺惡性腫瘤、甲狀腺癌，多為單個結節，結節可為圓形或橢圓形,有些結節形態不規則,質偏硬,可有或無壓痛,常與周圍組織黏連而致活動受限或固定,可伴有頸部淋巴結腫大。

一般來説,甲狀腺單個結節比多個結節、小的實質性結節比囊性結節、男性比女性的甲狀腺惡性腫瘤的可能性皆更大,應盡早做甲狀腺超聲波檢查、甲狀腺穿刺活檢等輔助檢查,加以鑒別。

甲狀腺腫大的發病原因

1. **情志內傷**:中醫認為,忿鬱惱怒或憂愁思慮日久,使肝氣失於條達,氣機鬱滯,則津液不得正常輸佈,易凝聚成痰,氣滯痰凝,壅結頸前,則形成頸腫。痰氣凝滯日久,血行障礙而成血瘀,以致氣、血、痰壅結頸前,則可致癭腫較硬或有結節。

2. **飲食及水土失宜**:飲食失調,或居住在高山地區,水土失宜。一是影響脾胃功能,使脾失健運,不能運化水濕,聚而生痰。二是脾虛生痰,影響氣血正常運行,致氣滯、痰凝、血瘀壅結頸前,發為癭病。古人對此早有認識,如《諸病源候論》謂"飲沙水"、"諸山水黑土中",容易發生癭病。

3. **體質因素**:婦女的經、孕、產、乳等生理特點,與肝經氣血有密切關係,遇有情志因素,相對於男性更易導致肝氣鬱結、氣鬱痰結、氣滯血瘀及肝鬱化火等病理變化,故女性易患癭病,特別是青春期、妊娠期、哺乳期及絕經期更為多發。

甲狀腺腫大的危害

甲狀腺是位於人體頸部甲狀軟骨下方，氣管兩旁，形狀似蝴蝶，猶如盾甲，所以稱為"甲狀腺"。由於甲狀腺腫大在臨床上一般無明顯症狀，很難早期發現，據統計有近半數是由別人發現頸部的異常。所以，要引起重視，注意自查，可通過鏡子用手指輕壓頸部前面氣管兩側。一經發現，要及早治療。

由於頸部有氣管、食道及豐富的血管、神經，所以，**甲狀腺腫大的危害不在於腫大的甲狀腺，而在於腫大後的壓迫症狀。**壓迫氣管可引起喘鳴、呼吸困難、咳嗽；壓迫食道可引起吞嚥不暢或困難；壓迫喉返神經可引起聲帶麻痹、聲音嘶啞；壓迫血管可引起面部水腫，頸部和上胸部淺靜脈擴張。

中醫對甲狀腺腫大的認識

頸腫可參照中醫學之"癭病"、"癭瘤"辨證論治。早在公元前三世紀，中國已有關於癭病的記載。《呂氏春秋》所說的"輕水所，多禿與癭人"，不僅記載了癭病的存在，而且觀察到癭病的發病與地理環境密切相關。《千金要方》則記載了數十個治療癭病的方劑，其中常用的藥物有海藻、昆布等藥，表明此時對含碘藥物已有相當認識。

中醫認為，氣滯、痰凝、血瘀，壅結頸前是頸腫的基本病機，初期多為痰氣搏結，日久引起血脈瘀阻，氣、痰、瘀三者合而為患。本病的病變部位主要在肝脾，涉及到心。肝鬱氣滯成痰，脾虛生濕生痰，日久導致瘀血內結。頸腫的病理性質以實證居多，久病由實致虛，而成虛實夾雜之候。中醫治療法則是理氣化痰，軟堅散結化痰，行氣活血化瘀。疾病的後期可補虛。

　　頸腫的早期治療，運用中醫綜合療法為首選的治療方法之一。

二、頸腫的治療

頸腫不能一刀了之

　　有人認為既然長了腫塊，手術切除快捷而且簡便，可以一刀了之。其實，甲狀腺瘤是臨床常見病、多發病，其中絕大多數為良性病變，一般來説，不需要手術，只要保守治療，定期觀察即可。

　　為甚麼不主張手術治療呢？一是手術後復發率高。有統計顯示，良性的結節性甲狀腺腫大，手術後的復發率高達 90% 以上，難以根治，也就是説，切了還要再長。二是頸部部位特殊，食道、氣管、血管、神經複雜而敏感，增加了手術的不確定因素。三是對患者的外觀和功能等造成不同程度的損傷。甲狀腺腫塊切除術後，甲狀腺功能減退症的發生概率也很高，一旦出現甲狀腺功能減退，往往需要甲狀腺激素的終身替代治療。四是由於發病率高，客觀上來説，手術也會浪費大量醫療資源。

　　當然，如果因結節較大而產生壓迫症狀（如呼吸困難、吞嚥困難或聲音嘶啞）、有惡變傾向者，則需要手術治療。

辨證分型論治

辨證論治是根據頸腫患者的不同體質、臨床表現、病程等而分成幾種常見證型。選用中藥煲湯內服,是中醫治療頸腫的主要方法之一。

1. 氣鬱痰阻型

【症狀】頸前 "喉結" 兩旁結塊腫大,質軟不痛,頸部覺脹、胸悶、喜太息,或兼胸脅竄痛,病情常隨情志波動,苔薄白、脈弦。

【治法】疏肝理氣解鬱,化痰消癭散結。

【方藥】四海舒鬱丸加減:昆布 10 克,海藻 10 克,海螺蛸 10 克,海蛤殼 10 克,浙貝母 10 克,鬱金 10 克,青木香 6 克,青皮 6 克,陳皮 6 克,醋柴胡 10 克。

【加減】肝氣不舒明顯而見胸悶、脅痛者,加枳殼、香附、元胡、川楝子;咽部不適,聲音嘶啞者,加桔梗、牛蒡子、木蝴蝶、射干。

2. 痰瘀互結型

【症狀】頸前 "喉結" 兩旁結塊腫大,按之較硬或有結節,腫塊經久未消,胸悶、納差。舌質暗或紫或有瘀斑,苔薄白或白膩,脈弦或澀。

【治法】理氣活血,化痰消癭。

【方藥】海藻玉壺湯加減:昆布 10 克,海藻 10 克,鬱金 10

克，陳皮 6 克，浙貝母 10 克，製半夏 10 克，連翹 10 克，甘草 3 克，當歸 10 克，川芎 10 克，桃仁 10 克。

【加減】結塊較硬或有結節者，可酌加黃藥子、三棱、莪朮、露蜂房、僵蠶、穿山甲等；肝鬱日久化火而見煩熱、舌紅、苔黃、脈數者，加夏枯草、丹皮、玄參、梔子；納差、大便溏者，加白朮、茯苓、淮山藥。

3. 肝火旺盛型

【症狀】頸前"喉結"兩旁輕度或中度腫大，一般柔軟、光滑。煩熱、容易出汗、性情急躁易怒、眼球突出、手指顫抖、面部烘熱、口苦、舌質紅、苔薄黃、脈玄數。

【治法】清肝泄火，消癭散結。

【方藥】梔子清肝湯合藻藥散加減：柴胡 10 克，赤芍 10 克，甘草 3 克，茯苓 10 克，當歸 10 克，川芎 10 克，梔子 10 克，丹皮 10 克，海藻 10 克，黃藥子 10 克，連翹 10 克。

【加減】煩躁易怒，脈弦數者，加龍膽草、黃芩、青黛、夏枯草；手指顫抖者，加石決明、鈎藤、白蒺藜、天麻；多食易飢者，加生石膏、知母；見煩熱、多汗、消瘦乏力、舌紅少苔、脈細數者，加麥冬、天冬、生地、玄參。

4. 心肝陰虛型

【症狀】頸前"喉結"兩旁結塊或大或小、質軟，病起較緩。

心悸不寧、心煩少寐、易出汗、手指顫動、眼乾、目眩、倦怠乏力、舌質紅、苔少或無苔、舌體顫動、脈弦細數。

【治法】滋陰降火，化痰散結。

【方藥】天王補心丹合消瘰丸加減：生地 10 克，玄參 10 克，麥冬 10 克，天冬 10 克，太子參 10 克，茯苓 10 克，五味子 6 克，當歸 10 克，丹參 10 克，酸棗仁 10 克，遠志 10 克，川楝子 10 克，川貝母 10 克，牡蠣 20 克。

【加減】腎陰虧虛而見耳鳴、腰酸膝軟者，酌加龜板、桑寄生、牛膝、女貞子；病久消瘦乏力，婦女月經量少或經閉，加黃芪、太子參、山茱萸、熟地、枸杞子、製首烏；手指及舌體顫抖者，加鈎藤、白蒺藜、鱉甲、白芍。

中成藥辨治

甲狀腺腫大，一般起病緩、病程長、進展慢，所以，可選用中成藥治療，以緩慢圖治。古代醫家留下了很多有效的中成藥方劑，可以借鑒。要注意的是，運用中成藥治療同樣需要辨病結合辨證選擇某種藥物，切不可隨意選取。另外，不主張長期服用同一種成藥，必須根據病情的變化而及時作出調整。

小金丸

【組成】麝香、木鱉子（去殼去油）、製草烏、楓香脂、製乳香、製沒藥、醋炒五靈脂、酒炒當歸、地龍、香墨等。

【功效】散結消腫,化瘀止痛。

【適應症】適用於皮色不變,腫硬作痛,多發性、結節性甲狀腺腫大者。

桂枝茯苓丸

【組成】桂枝、茯苓、牡丹皮、桃仁、芍藥。

【功效】活血化瘀,緩消癥塊。

【適應症】適用於以包塊、囊腫為主的甲狀腺腫大。

逍遙丸

【組成】柴胡、當歸、白芍、炒白朮、茯苓、薄荷、生薑、炙甘草。

【功效】疏肝解鬱,健脾和營。

【適應症】適用於初期以肝氣鬱結、血虛脾弱為主的彌漫性甲狀腺腫大。

夏枯草膏

【組成】為夏枯草經加工製成的煎膏。

【功效】清火,散結,消腫。

【適應症】適用於初肝火內蘊所致的甲狀腺腫大。

消瘰丸

【組成】元參（蒸）、牡蠣（煆，醋研）、貝母（去心，蒸）。

【功效】清熱滋陰，化痰散結。

【適應症】適用於肝腎陰虛所致的瘰癧。

常用中草藥

頸腫病程是一個動態變化的過程，隨着病機的轉化，在不同病變階段具有不同病機特點。因此，在治療上應根據不同病機而選擇藥物。如火盛為主，宜清熱泄火，選用丹皮、梔子、生石膏、黃連、黃芩、青黛、夏枯草、元參等。如痰凝為主，宜化痰散結，選用海藻、昆布、浙貝母、海蛤殼、陳皮、半夏、茯苓、製南星、瓜蔞、生牡蠣等。如血瘀為主，宜活血軟堅，選用當歸、赤芍、川芎、桃仁、三棱、莪朮、丹參、炮山甲等。本病後期多出現由實轉虛，如陰傷，宜選用生地、玄參、麥冬、天冬、沙參、白芍、五味子、石斛等。如氣虛，宜選用黃芪、黨參、白朮、茯苓、山藥、黃精等。氣陰兩虛者，選用黃芪、太子參、麥冬、五味子、黃精、玉竹、女貞子等。

以下結合現代研究，介紹幾種臨床常用的化痰軟堅、散結消腫的中藥：

夏枯草

【性味歸經】味辛、苦，性寒。歸肝、膽經。

【功效】清肝瀉火，明目，散結消腫。

【現代藥理研究】對早期炎症反應有顯著的抑制作用，有免疫調節作用和良好的抗腫瘤、抗氧化作用。

牡蠣

【性味歸經】味鹹、澀，性微寒。歸肝、腎經。

【功效】平肝潛陽，軟堅散結，收斂固澀。

【現代藥理研究】含 18 種氨基酸（Amino Acid）、肝糖元、B 族維他命、牛磺酸（Taurine）和鈣、磷、鐵、鋅等營養成分，可以提高機體免疫力，抗腫瘤，延緩衰老。

連翹

【性味歸經】味苦，微寒。歸肺、心、小腸經。

【功效】清熱解毒，消腫散結。

【現代藥理研究】具有廣譜抗病原微生物作用，也具有抗炎、解熱、鎮吐、利尿等作用。

昆布

【性味歸經】味鹹，性寒。歸肝、胃、腎經。

【功效】軟堅散結，利水泄熱。

【現代藥理研究】含碘豐富，治療缺碘性甲狀腺腫，並有免疫調節作用，以及抗腫瘤、抗突變、抗氧化、抗病毒、抗菌、抗纖維化等作用。

莪朮

【性味歸經】味辛、苦，性溫。歸肝、脾經。

【功效】行氣破血、消積止痛。

【現代藥理研究】具有抗腫瘤、抗血小板聚集、抗菌、抗病毒等作用。

黃藥子

【性味歸經】味辛、苦，性涼，有小毒。歸肺、肝經。

【功效】解毒消腫，化痰散結，涼血止血。

【現代藥理研究】對 0.1% 硫氰酸鉀（Potassium Thiocyanate）造成的輕度甲狀腺腫有對抗作用，對缺碘食物引起的甲狀腺腫有一定的治療作用。其表現為腫大的甲狀腺重量減輕、腺組織和血清蛋白結合碘增加，對大鼠自發性甲狀腺腫亦有改善作用。黃藥子的治療作用與其中所含碘有關，亦有報導稱，長期使用黃藥子會引致肝功能損害的不良反應，故使用時須注意監測肝功能。

針刺療法

1. 適應症：癭病屬陰虛火旺者。

取穴：氣舍、間使、太沖、太溪穴。

手法：補瀉兼施。

2. 適應症：癭病屬氣鬱痰阻者。

  取穴：夾脊穴（頸 3~5）、合谷、天突、曲池、風池穴。

  手法：用瀉法，每次 2~3 穴，輪換選用。

  療程：每天 1 次，10 次為一療程。

3. 適應症：癭病屬氣陰兩虛者。

  取穴：合谷、天鼎、天突、關元、照海穴。

  手法：用補法。

  療程：每天 1 次，10 次為一療程。

耳穴療法

1. 針刺耳穴

  適應症：單純性甲狀腺腫大。

  取耳穴：頸、內分泌、皮質下、脾、胃、肝、腎。

  手法：針刺，每天 1 次，兩耳交替進行，7 天為一療程，休息 3 天，共治療 3 個療程。

2. 耳穴按壓

  適應症：結節性甲狀腺腫大。

  取耳穴：內分泌、頸、肝、脾、心。

  貼敷及按壓：將磁珠耳貼敷在雙耳選用的耳穴上（或用膠布固定王不留行籽），每天自行按壓 3~5 次，每次每穴按壓 30~60 秒，刺激強度適中，每週更換一次。

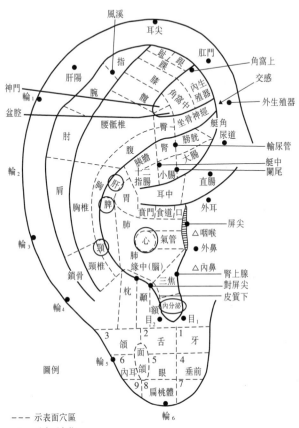

中藥敷貼

1. 濕敷方

【組成】黃藥子 30 克，生大黃 30 克，全蠍 30 克，僵蠶 10 克，土鱉蟲 10 克，蚤休 15 克，明礬 5 克，蜈蚣 5 條。

【製作】將上藥共研細末，用醋、酒各半調成糊狀，敷於患處，保持濕潤。每 3 天換藥一次，7 次為一療程。

【功效】活血化痰，清熱散結。

【主治】癭病痰結血瘀、熱毒較甚者。

2. 膏貼方

i）黃文智[1] 用自製消癭膏局部敷貼治療甲狀腺腫 45 例，並配合中醫護理，痊癒 10 例，顯效 18 例，有效 12 例，無效 5 例。顯效率為 40%，總有效率為 88.9%。

ii）蔣為國[2] 用化瘤膏外敷治療甲狀腺腫的實驗研究，結果可明顯減輕由丙基硫氧嘧啶（Propylthiouracil）引致大鼠甲狀腺腫，而對 T3、T4、TSH 無明顯影響，為臨床應用提供了實驗依據。

iii）李春有[3] 用穿山甲研末，每次 10 克，米酒為糊，採用 "藥物離子導入治療機" 局部導入，治療單純性甲狀腺腫大、結節。每天 1 次，每次 50 分鐘，20 天為 1 療程。療程間休息 20~30 天，平均 2~3 個療程即可治癒。

常用食療方
紫菜肉末粥

【材料】乾紫菜 15 克，豬肉末 50 克，精鹽 5 克，味精 1 克，蔥花 5 克，胡椒粉 2 克，麻油 15 克，粳米 100 克。

【製法】先將紫菜洗淨，再將粳米淘洗乾淨，放入鍋中，加清水，上火煮熟後再加豬肉末、紫菜、精鹽、味精、葱花、麻油等。
稍煮片刻，撒上胡椒粉。

【用法】每天或隔天 1 次，食用。適用於缺碘引起的單純性
甲狀腺腫大。

海帶排骨湯

【材料】海帶 50 克，排骨 200 克，黃酒、精鹽、味精、白糖、
葱段、薑片適量。

【製法】先將海帶用水泡發好，洗淨切絲，排骨洗淨斬塊。
鍋燒熱，下排骨煸炒一段時間。加入黃酒、精鹽、白糖、葱段、
薑片和清水適量，燒至排骨熟透，加入海帶燒至入味，加味精調
味。

【用法】佐餐食用。適用於缺碘引起的單純性甲狀腺腫大的
輔助治療。

雙子三花清火茶

【材料】決明子 10 克，青葙子 10 克，梔子花、菊花、槐花
各等量。

【製法】將決明子、青葙子煮 30 分鐘，滾藥汁沖泡三花，燜
約 10 分鐘後即可。可酌加蜂蜜飲用。

【用法】不拘時代茶頻服。能清肝瀉火，涼血散瘀消結。用
於肝火旺盛型之頸腫。

三、日常養護

甲狀腺自我檢查法

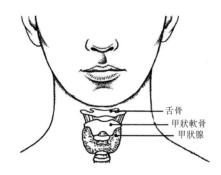

舌骨
甲狀軟骨
甲狀腺

　　甲狀腺是人的重要的腺體，屬於內分泌器官。位於頸部甲狀軟骨下方，氣管兩旁。"喉結"的下方約 2~3 厘米處，在吞嚥東西時可隨其上下移動。人類的甲狀腺形似蝴蝶，猶如盾甲，故名"甲狀腺"。成人甲狀腺的平均重量為 20~40 克。

　　甲狀腺疾病可發生在各個年齡段，甲狀腺腫大和癌變的發病率，從 20 歲開始明顯上升，40 歲後因為人體激素分泌和代謝功能變化，患甲狀腺疾病的機率會增加，而且女性發病率一般是男性的 4 倍左右，所以，定期檢查非常必要。隨着科技水平的發展，檢測儀器越加先進，即使是 2 毫米的結節也可以被檢測出來。當然，除了定期檢查外，還可以學習自我檢查甲狀腺的方法。

　　第一步是看：對照鏡子，伸長脖子，吞嚥口水，看有無腫塊隨吞嚥動作上下移動。

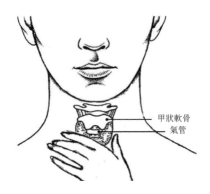

第二步是摸：將右手拇指置於"喉結"下氣管右側，其餘手指觸摸左葉甲狀腺，作吞嚥動作時感覺一下有無腫塊在手指下滑動。之後可換左手，用同樣的方法檢查右側甲狀腺。

第三步是辨：如有甲狀腺腫大，要注意腫塊的形狀、大小、光滑度和軟硬度、腫塊周圍是否可觸及淋巴結，以及腫塊生長速度等。

甲狀腺腫大可分為三度：不能看出腫大，但能觸及者為Ⅰ度；能看到腫大，也能觸及，但在胸鎖乳突肌以內者為Ⅱ度；能觸及，並超過胸鎖乳突肌者為Ⅲ度。

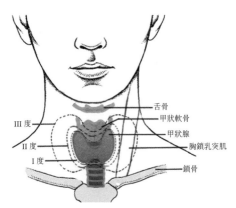

碘究竟有甚麼作用？

說到頸腫，就要提到甲狀腺，那就一定要談談“碘”。碘是人體的必需微量元素之一，有“智力元素”之稱。健康成人體內的碘總量約為 30 毫克（20~50 毫克），其中 70%~80% 存在於甲狀腺。碘作為合成甲狀腺激素的原料，是維持人體甲狀腺正常功能所必要的元素。

當人體缺碘時，就會患甲狀腺腫。這是因為血中缺碘時，腦垂體會通過分泌“促甲狀腺激素”（TSH），“命令”甲狀腺加快合成甲狀腺素，以滿足機體的需要。但由於缺乏“原料”碘，在長期、持續的刺激下，甲狀腺腺體會代償性地增生，以增加甲狀腺素的合成量，於是甲狀腺就“腫大”了。

那麼，碘多了又會有甚麼後果呢？如果長期攝入高碘，因為“原料”多，合成多，過多“產品”儲留在“倉庫”—— 甲狀腺濾泡腔的膠質中。而高碘又抑制蛋白脫碘，最終導致濾泡腔擴大，也會形成甲狀腺腫。另外，高碘可以導致甲狀腺出現自身免疫失調，促進甲狀腺腫大。

甲狀腺腫大都要補碘嗎？

人體的碘完全依賴自然環境的供應，80%~90% 來自食物，10%~20% 通過喝水獲得。根據營養學會的建議，成人碘的每天供給量 150 微克，現在市面上多數含碘食鹽中，每克鹽含碘 20~50 微克，就以每天吃 6 克食鹽為例，攝入碘已經達到

120~300 微克。因此，如家庭中已使用加碘食鹽的話，膳食一定要適當控制如海鮮等含碘量較高的食物的攝入量。

在甲狀腺疾病門診過程中，患者常問："醫生，我患的是甲狀腺疾病，是不是該多補碘，多吃些海帶才對呢？"如上所述，由於碘鹽的普遍使用，真正因為缺碘而引起的甲狀腺疾病很少見。因此，大多數的甲狀腺疾病患者並不需要大量地吃海帶、紫菜等以增加碘攝入量，正確的做法是根據不同的甲狀腺疾病，遵循不同進食碘的原則，才會有利疾病康復。

1. 需要補碘的甲狀腺疾病：這類疾病可以統稱為碘缺乏病，治療即需要專門補充碘，才能防治該病。中國部分地區，特別是中、西部山區是缺碘地區，因為那裏遠離海洋，空氣和水源中含碘量低。在過去，中國未實行食鹽加碘之前，那裏的居民飲食中普遍缺乏碘元素，因此，最主要是會發生一種叫"地方性甲狀腺腫"的疾病。至於散發性、非地方性甲狀腺腫，如果是在青春期、妊娠期、哺乳期及絕經期發病，可適當增加攝碘量。

2. 不需補碘的甲狀腺疾病：這類疾病的治療不需要補充大量碘元素，一般只需正常飲食即可，這種情況在甲狀腺疾病中最多見。如結節性甲狀腺腫、各種甲狀腺炎性腫大等。這類疾病一般需要通過治療，補碘或禁碘對治療效果影響不大。因此，患者仍然可以正常飲食，不必擔心飲食中的含碘量會對治療效果產生甚麼影響。

3. 需要禁碘的甲狀腺疾病：甲狀腺疾病中有一類稱為"甲狀

腺功能亢進症"，簡稱"甲亢"，其中最多見的是毒性彌漫性甲狀腺腫引起的甲亢。此外，還有因攝入高碘引起的碘致甲亢，這種病一定不要吃含碘豐富的食物。"甲亢"除了甲狀腺腫大以外，還伴隨突眼、手抖、多汗、心慌和大便次數增多等表現。

哪些食物含碘量高？

病人要在醫生指導下，攝取適當的飲食，特別是因缺碘引起頸部腫大的病人，要多進食含碘豐富的食物，如海苔、海帶、龍蝦、貝類等海產品，其中以海帶、海藻等食物含碘量最為豐富。另外，綠色蔬菜、肉類、蛋類、乳類、穀類、添加碘的食鹽中也有碘含量。

要注意的是，在補碘的同時要避免攝入大量阻礙甲狀腺激素合成的食物和藥物。食物有：捲心菜、花生、菠菜、蘿蔔等；藥物有：硫氰酸鹽（Thiocyanate）、保泰松（Phenylbutazone）、碳酸鋰（Lithium Carbonate）等。

情志變化直接影響病情

中醫自古以來就特別強調，情志因素對癭瘤，即甲狀腺腫大的形成、發展、康復有重要影響。長期、持續地情志不暢、肝氣鬱結、氣滯生痰是發病的基礎。一旦患了甲狀腺腫大，如果繼續抑鬱、自卑、焦慮，則會加重病情的發展，對藥物治療極其不利，也會成為本病復發的因素，和作為誘發癌變的內在因素。反之，如患者能正確對待這類疾病，盡快從心理上適應，保持積極樂觀的心態，坦然面對疾病，明確治療效果及病情轉歸，消除緊張情緒，樹立信心，與醫生配合，通過藥物治療，病情會得到控制、好轉，直至腫塊消失。本病預後良好。

定期檢查以防癌變

雖說甲狀腺腫大，90% 屬於良性，但我們仍要密切觀察，定期檢查，以防癌變，早發現早治療。主要是根據甲狀腺腫大的程度、質地，有無結節及壓痛、邊界是否清楚、活動度、生長速度以及頸部增粗的進展情況，結合患者年齡、家庭史、現代醫學檢查手段，綜合評估。

醫案 某女，45 歲，形體偏瘦、自覺內熱、睡眠不實、常出虛汗。某天，無意間觸摸自己的脖子，發現兩側似有不對稱，隨即去醫院檢查。醫生查體可見，甲狀腺右側葉可捫及一 2.0 厘米 × 3.0 厘米大小結節，表面光滑，質偏軟。B 型超聲波檢查提示約 2 厘米 × 3 厘米大小，T_3、T_4、TSH 均在正常範圍，甲狀腺球蛋白抗體（Thyroglobulin Antibodies, TG-Ab）、甲狀腺過氧化物酶抗體（Thyroid Peroxidase Antibodies, TPo-Ab）陰性、舌質紅、苔薄白。

患者決定用中藥治療。擬化痰軟堅散結，養陰理氣為治法。主要用藥有：生地 10 克，玄參 10 克，麥冬 10 克，天冬 10 克，酸棗仁 10 克，川楝子 10 克，鱉甲 30 克，川貝母 10 克，牡蠣 20 克。白芥子 10 克，昆布 10 克，桃仁 10 克，茯苓 30 克，鬱金 10 克。

若出差不便服湯藥，即自帶成藥消瘰丸服用。堅持三個月，覆查已經減小至 1 厘米 × 1 厘米。又服用兩個月後腫塊完全消失。

【體會】中醫認為病理性腫塊所以能生長，身體一定有適合腫塊生長的環境。換句話説，只要改變體內這個不好的生長環境，腫塊便會消失，即"能生即能消"。所以，中醫是從整體出發，辨證治療，標本兼治。此案辨證以陰虛為主，養陰即是調整內環境；同時要消腫塊，因為質地偏軟，所以要化痰軟堅，要化痰必先理氣，氣行則痰消。因大凡結塊，必有瘀血，只是程度不同而已，所以也要結合化瘀。痰瘀並治，則腫塊可消。當然，貴在堅持，加之積極的心態，而配合治療也很重要。

知多一點 T_3、T_4：兩者皆是甲狀腺素。甲狀腺素主要是四碘甲腺原氨酸（T_4），佔 90%；也有少量三碘甲腺原氨酸（T_3），佔 10%，由甲狀腺合成。碘是合成的重要元素。T_3、T_4 的水平可以反映甲狀腺功能是亢進還是減退，如果增高的話，表明甲狀腺分泌旺盛，可能患"甲亢"；如果降低的話可能患"甲減"。

參考文獻：

1 黃文智：〈外用消瘻膏治療甲狀腺腫臨床觀察及護理〉，《湖北中醫雜誌》，2007，29(8)，頁 46。

2 蔣為國：〈化瘤膏外敷治療甲狀腺腫的實驗研究〉，《中國中藥科技》，2004，11(1)，頁 42。

3 李春有、李春貴：〈穿山甲外治頑固性甲狀腺腫大、結節〉，《中醫雜誌》，2002，43(4)，頁 253。

第三部分
皮膚毛髮 病症

第六章 皮膚乾燥症

一、認識皮膚乾燥症

甚麼是皮膚乾燥症？

皮膚乾燥是指皮膚缺乏水分令人感覺不適的現象，通俗來説就是皮膚"渴"了。其主要表現為皮膚發緊、個別部位乾燥脱皮、洗澡過後全身發癢。再具體的説有以下五個特徵：一是整張臉感到緊繃；二用手掌輕觸時，沒有濕潤感；三是身體其他部分的皮膚呈現乾巴巴的狀態；四是有些部位有乾燥脱皮現象；五是洗澡過後有發癢的感覺。

由於皮膚缺水，使皮膚變厚、變粗糙；有些手腳四肢、小腿處會有乾裂、發癢；也有些因無法忍受乾癢，會不斷去抓癢，造成皮膚有傷口，引起發炎或流膿。又由於皮膚缺水，當面部皮膚乾燥嚴重到一定程度，就會出現"乾性脂溢性皮炎"，具體表現是面部起紅斑，並伴隨口、鼻四周皮膚脱落現象，十分刺癢難受。皮膚乾燥症同樣是影響美容的皮膚病症，應當積極預防與治療。

皮膚乾燥症與內分泌疾病

皮膚乾燥症與內分泌的關係，主要與體內雌激素水平有關。當各種原因導致體內雌激素水平降低，皮脂分泌減少，皮膚保存水分的能力便會下降，從而使皮膚變得越來越乾燥。皮膚乾燥症與內分泌疾病的關係，主要是糖尿病、甲狀腺功能減退症、更年期綜合症等，如糖尿病患者因皮膚長期處於慢性脱水狀態，出汗減少，皮膚會變得過度乾燥而痕癢。此外皮膚乾燥症還與周圍神經性病變引起的出汗障礙、皮膚乾燥有關，特別是與免疫系統疾病 ——"乾燥綜合症"有緊密聯繫。

乾燥綜合症（Sjogren's Syndrome, SS），又稱口眼乾燥綜合症，是一種以侵犯淚腺、唾液腺等外分泌腺為主的慢性自身免疫性疾病，亦稱為自身免疫性外分泌腺體病。主要表現為乾燥性角膜、結膜炎、口腔乾燥症或伴發類風濕性關節炎等其他風濕性疾病。本病可以單獨存在，亦可出現在其他自身免疫病中。這種疾病的主要症狀為口乾及眼乾。此外，乾燥綜合症還會導致皮膚、鼻腔以及陰道乾燥，並且可能會影響人體其他器官，如腎、血管、肺、肝、胰以及腦部。單獨存在者為"原發性乾燥綜合症"（1SS）；而繼發於類風濕性關節炎、系統性硬皮病、系統性紅斑狼瘡症等其他自身免疫病者為"繼發性乾燥綜合症"（2SS）。

皮膚乾燥症是中醫病症名，"乾燥綜合症"是現代醫學病名，但兩者是基於不同概念。前者主要表現為皮膚乾燥，可伴有口乾、咽乾；後者主要表現為口乾及眼乾，病情發展也可進一步導致皮膚乾燥。兩者互有聯繫，要密切區分。

皮膚乾燥症與氣候年齡

皮膚乾燥症好發於秋冬季節。在寒冷季節，由於空氣乾燥，汗水和皮脂分泌都會急速減少，使皮膚的水分逐漸蒸發，抵抗力也會減弱，皮膚就變得乾燥。此症發於中老年人。隨着年紀增長，體內雌激素水平不斷降低，皮脂分泌減少，皮膚保存水分的能力亦會下降，從而使皮膚變得越來越乾燥。

皮膚乾燥症引起的因素，還有減肥及偏食。當皮膚無法得到充分的營養素時，就會失去水分及彈性，使皮膚變得乾燥和脆弱。疲勞或睡眠不足，會使血液循環變差，令身體受到一定的傷害，當健康失去平衡，肌膚就會缺乏活力，容易引起皮膚乾燥症。另外，使用過熱的水洗澡、室內暖氣溫度過高、使用具刺激性的清潔劑或香皂等，也會使皮膚乾燥。

中醫對皮膚乾燥症的認識

皮膚乾燥症在中醫學文獻中無相似的病名記載，更未提及這一單獨疾病，僅對其複雜的臨床表現及相關的病因病機有一些類似的描述，主要見於"燥證"、"虛勞"、"渴證"等篇目中，難以將其歸屬某一疾病。

皮膚乾燥症是由於人體的津液不足，不能潤養皮膚。怎麼會津液不足呢？一是**生成不足**，如脾氣虛弱，氣不生津，因津屬陰，可以稱之為陰虛津虧；二是**丟失過多**，如出汗、出血、燥熱傷津，可以稱之為熱盛傷津；三是**氣滯血瘀**，氣虛無力，不能運行津液到達體表。因此，中醫認為，皮膚乾燥症是以陰虛為本、燥熱傷津，病久則逐漸發展為氣虛、瘀血。病變臟腑主要在肺、脾、肝、腎。

中醫治療的基本方法有：養陰生津，健脾生津，清熱保津，以及行氣活血行津。

這裏要特別強調"氣"的重要意義。中醫說的"氣"，可以簡單理解為一種功能，生成物質的能力、推動津血運行的能力等。氣能生津、行津、佈津，氣虛則津生乏源，輸佈無力；氣能生血、行血，氣虛則津血乏源，津枯血少。所以，氣虛則推動無力，則津停血瘀。雖然津血在人體屬陰，起滋潤濡養作用，但它的運行佈散全身要靠氣的推動，只有氣足了才能將津液散佈於體表，潤澤皮膚毛髮，流行於體內能滋灌五臟六腑，注入孔竅能濡養眼耳口鼻諸竅，流注於筋骨關節能使之柔潤滑利。因此，治療皮膚乾燥症，不能一味地只顧養陰生津，而忽視了益氣法的治療意義。

二、皮膚乾燥症的治療

辨證分型論治

皮膚乾燥症的辨證分型論治並不複雜，主要還是抓住陰虛津虧這一基本病機,治療也主要是養陰生津。當然,還要根據病證,分別是哪個臟的陰虛。還有隨着病情的時間與程度等的不同,分別是否有陽虛、血虛、血瘀等的不同;因人而治不同,是治病求本的具體體現。臨床一般分以下幾型處方用藥:

1. 肝腎陰虛型

【症狀】皮膚乾燥灼熱、偶有脱屑、頭昏目眩、心煩易急、手足心熱、腰膝酸軟、脅肋隱痛、口乾微苦,甚則關節肌肉酸痛屈伸不利、大便偏乾、舌紅少津無苔或淡紅少苔、脈象細弱或細數。

【治法】滋養肝腎,益陰潤膚。

【方藥】六味地黃丸合一貫煎加減:北沙參、麥冬、當歸身各 9 克,生地黃 9 克,枸杞子 9 克,川楝子 6 克,山萸肉 15 克,山藥 20 克,牡丹皮 9 克,茯苓 9 克,地骨皮 10 克,百合 10 克。

【加減】津傷口乾明顯者,加石斛、玄參、蘆根等養陰生津;兼有潮熱、煩躁,酌加白薇、梔子以清虛熱。趙大爽[1]給 30 例乾燥綜合症患者服用六味地黃丸,每天 12 克,分 3 次服用,嚴重者適當加量,一般不超過 15 克,每半年覆查一次。服藥 1~3 年後停藥,半年後追蹤回訪,結果總有效率達 86.7%。

2. 脾胃陰虛型

【症狀】皮膚乾燥、口乾咽乾、胃中嘈雜灼熱、大便偏乾、舌紅無苔、舌乾而欠潤或有裂紋、脈象細數。

【治法】滋肺益胃，生津潤燥。

【方藥】**益胃湯合玉女煎**加減：沙參 9 克，麥冬 15 克，生地 15 克，玉竹 10 克，生石膏 15 克，知母 10 克，牛膝 10 克，太子參 15 克，甘草 6 克，大棗 7 枚。

【加減】舌質暗者，加丹參、川芎；皮膚乾燥，有脫屑者，加當歸、石斛；大便乾結者，加玄參、鬱李仁。覃海[2]治療脾胃陰虛型原發性乾燥綜合症 25 例，將患者隨機分為對照組和治療組，治療組以益胃湯合玉女煎加減，水煎內服治療；對照組運用白芍總苷治療，30 天為 1 個療程，共治療 3 個療程。結果治療組療效優於對照組（p<0.01）。

3. 脾腎陽虛型

【症狀】皮膚乾燥、畏寒肢冷、口乾不欲多飲、飲食減少、食後胃脘脹滿不適、倦怠乏力、大便溏稀或乾如羊屎、舌淡體胖或舌邊有齒印、苔白、脈遲緩。

【治法】健脾和胃，益氣佈津。

【方藥】**參苓白朮散合真人養臟湯**加減：蓮子肉 15 克，薏苡仁 15 克，砂仁 5 克，白扁豆 15 克，白茯苓 15 克，黨參 10 克，甘草 5 克，肉豆蔻 5 克，肉桂 3 克，白芍藥 15 克，木香 10 克，白朮 10 克。

【加減】手足不溫者，加製附子；腹痛喜溫喜按者，加乾薑；大便乾結者，加玄參。

4. 氣滯血瘀型

【症狀】病程日久，皮膚乾燥、粗糙、伴瘙癢或見紫斑，夜間加重、渴不欲飲、毛髮乾枯、形體消瘦、胸悶心煩、舌質紫暗、苔少或無苔、脈沉細澀。

【治法】益氣活血，化瘀生津。

【方藥】血府逐瘀湯合桃紅四物湯加減：桃仁 12 克，紅花 9 克，當歸 9 克，川芎 5 克，赤芍 6 克，牛膝 9 克，桔梗 5 克，柴胡 3 克，枳殼 6 克，甘草 6 克，黨參 12 克，黃芪 10 克。

【加減】有潮熱、盜汗者，加熟地、地骨皮；皮膚瘙癢明顯者，加桑椹子、白鮮皮。

中成藥辨治

皮膚乾燥症表現為皮膚症狀，但嚴格來説，它不是一種皮膚病，而是體內疾病所導致。所以，仍然要從內以治外，故中成藥比較適合慢性病的調治，堅持服用一段時間，能改善體內陰津虧損。

養生丸

【組成】羌活、木瓜、菟絲子、川芎、當歸、菊花、白芍、熟地黃。

【功效】養血滋陰，疏風止癢。

【適應症】用於腎陰不足的皮膚乾燥症。

八珍丸

【組成】黨參、白朮（炒）、茯苓、甘草、當歸、白芍、川芎、熟地黃。

【功效】補氣養血潤膚。

【適應症】用於治療年老體弱、氣血兩虛之皮膚乾燥症。

通竅活血丸

【組成】赤芍、川芎、桃仁、紅花、穿山甲、皂角刺、三棱、莪朮、夏枯草。

【功效】活血祛瘀，上行孔竅，外走皮膚。

【適應症】用於瘀血症狀的皮膚乾燥症。

常用中草藥

皮膚乾燥症除了常見的皮膚變厚、變粗糙、有乾裂之外，往往會因為痕癢而有抓痕、潰破，甚或造成皮膚有傷口、引起發炎或流膿等。對皮膚乾燥症會選擇以下藥物治療，既符合中醫的辨證論治，又結合現代藥理研究。

荊芥

【性味歸經】味辛，性溫。歸肺、肝經。

【功效】祛風解表，止血。

【現代藥理研究】荊芥水煎劑可增加皮膚血液循環，增加汗腺分泌，有微弱解熱作用，對金黃色葡萄球菌、白喉桿菌有較強的抑制作用，對醋酸（Acetic Acid）引起的炎症有明顯的抗炎作用。

苦參

【性味歸經】味苦，性寒。歸心、肝、小腸、大腸、胃經。

【功效】清熱燥濕，祛風殺蟲。

【現代藥理研究】苦參煎劑有顯著的抗炎作用，對結核桿菌、痢疾桿菌、金黃色葡萄球菌、大腸桿菌均有抑制作用，對多種皮膚真菌也有抑制作用。同時，還有免疫抑制作用，能抗過敏。

地膚子

【性味歸經】味辛、苦，性寒。歸腎、膀胱經。

【功效】利尿通淋，清熱利濕，止癢。

【現代藥理研究】地膚子水浸劑對皮膚真菌有不同程度的抑制作用。同時，地膚子還有抑制單核巨噬系統的吞噬功能，抑制遲發型過敏反應。

白鮮皮

【性味歸經】味苦，性寒。歸脾、胃、膀胱、小腸經。

【功效】清熱燥濕，祛風解毒。

【現代藥理研究】對多種致病性真菌有不同程度的抑制作用，並有解熱作用。

黃柏

【性味歸經】味苦，性寒。歸腎、膀胱、大腸經。

【功效】清熱燥濕，瀉火解毒，清虛熱。

【現代藥理研究】有抵抗細菌、真菌、病毒及其他病原微生物的作用，並有抑制細胞免疫反應、降血糖等作用。

土茯苓

【性味歸經】味甘、淡，性平。歸肝、胃經。

【功效】清熱解毒，除濕通絡。

【現代藥理研究】其中總黃酮（Total Flavonoids）對小鼠有明顯抗炎、鎮痛、抗疲勞的藥理作用。

針刺治療

針灸療法在治療皮膚乾燥症上有獨特的療效。它通過刺激體表的腧穴，從而調節臟腑及經絡平衡，激發運行氣血津液的功能，使病變的皮膚恢復正常。

皮膚乾燥症取穴：主穴為太溪、三陰交、照海；配穴為腎俞、肺俞、脾俞。針刺用補法，亦可用穴位按摩法。口乾明顯者加廉泉；鼻乾明顯者加迎香；眼乾明顯者加四白。辨證熱證明顯者加曲池、合谷；肝鬱氣滯血瘀明顯者加太沖。

經絡皮膚調治法

經絡皮膚調治法是趙氏[3]的治療心得，供針灸治療時參考。

i) **取穴**：百會、風池、大椎、肺俞、腎俞、命門、曲池、合谷、膻中、中脘、陰陵泉、陽陵泉、足三里、三陰交、太溪、太沖等。

ii) **操作方法**：用圓體錐形針，沿表皮對上述常用穴位進行快速挑刺，僅用針尖接觸表皮，針不進皮，不出血，每週一、三、五挑治。

iii) **作用**：以上經穴為十四經的主要腧穴，並以陽經穴為主。挑刺上述皮膚表面的腧穴，能使陽經與陽經之間、陽經與陰經之間、陰經與陰經之間形成經絡環，互相貫通、協同作用，能振奮陽氣，疏通經絡，行氣活血，增強五臟六腑的功能，使氣血津液旺盛，五官九竅得以滋養。按現代醫學理論，經絡皮部挑治能調節神經及內分泌系統功能，刺激腺體的分泌，改善微循環，興奮肌肉關節活動，促進細胞新陳代謝，提高自身免疫功能。

足浴療法

足浴療法是中國傳統治療方法，可調理氣血，疏通經絡。其特點為：藥物直接作用於局部皮膚，改善局部血液循環及神經傳導，迅速緩解症狀，尤其是皮膚乾燥。此法使用簡便且醫療成本低。泡腳藥浴方根據中醫內病外治之原理，利用中藥開泄之性，借助藥液熱力，通過皮膚吸收，經脈傳導，激發調節經絡及臟腑功能，疏通氣血津液。皮膚乾燥症尤其是下肢症狀明顯者，可選用以下藥方，煎水泡腳，融保健治療於一體。

　　足療方：生麻黃、細辛、地膚子、石菖蒲各 15 克、金銀花、徐長卿、丹皮、生地、苦參、蛇床子各 20 克。一般煎煮 30 分鐘，待煎煮出的藥液適當降溫後即可足療。

　　注意事項：足浴溫度不宜過高，以 36℃~38℃ 為宜，不能超過 40℃。足浴時間亦不宜過長，以 15 分鐘為宜，不宜超過 20 分鐘。足部皮膚破潰者，不宜進行足浴治療。

常用食療方

蜜橘銀耳茶

　　【材料】銀耳 20 克，蜜橘 50 克（可用蜜橘罐頭），冰糖適量。

　　【製法】銀耳用水浸泡，撕成小朵洗淨，加水 1 公升，煮至軟身，放入蜜橘肉，大火煮沸後，改用小火煮 15 分鐘，根據個人口味加入適量冰糖即可。

　　【用法】經常代茶喝。有滋陰潤肺、養胃生津之效。對皮膚乾燥症有一定輔助作用。

五汁飲

　　【材料】梨 100 克，荸薺 50 克，藕 50 克，鮮蘆根 20 克，麥冬 10 克。

　　【製法】將梨、荸薺洗淨後去皮並切碎，鮮藕去皮，洗淨並切碎，麥冬與蘆根洗淨並切碎。把以上材料一同混合後，用紗布包好絞取其汁，或用榨汁機取汁即可。

【用法】每天 1 次，每次 1 小碗。可經常食用。能滋陰生津，潤燥潤膚。

石斛木耳粥

【材料】石斛 15 克（鮮者加倍），白木耳 10 克，大米 100 克，大棗 5 枚，白糖適量。

【製法】將石斛洗淨，放入鍋中，加清水適量，水煎取汁。放入白木耳（浸泡發漲）、大棗、大米一同煮粥，待煮熟時調入白糖，再煮一二沸即成。

【用法】每天 1 劑，分 2 次喝粥。可滋陰潤肺、養胃生津，起潤膚作用。

百合麥冬粥

【材料】麥門冬 20 克，新鮮百合 30 克，粳米 100 克，冰糖適量。

【製法】將麥門冬煎湯取汁備用。先以百合、粳米煮粥，待半熟時，再加入麥門冬汁和冰糖，同煮一二沸即成。

【用法】每天 1 次，每次 1 小碗。可經常食用。能滋陰益胃，生津潤膚。

海參沙參燉瘦肉

【材料】鮮海參 30 克，沙參 15 克，瘦肉 100 克，薑片適量。

【製法】將用水發好的海參洗乾淨切塊，再把洗淨的沙參、瘦肉、薑片放人燉鍋內加清水 300 毫升，隔水文火燉 2 小時即成。

【用法】正常菜餚。能養陰潤肺，益胃生津，補氣養血。適用於秋季皮膚乾燥者。

西醫治療

西醫目前仍無特效方法治療皮膚乾燥症。臨床主要以治療原發病為主。如“甲減”患者合併皮膚乾燥，應先予以補充甲狀腺激素；如糖尿病患者併發皮膚乾燥症，治療應控制血糖，聯合神經營養藥治療；如由乾燥綜合症引起的皮膚乾燥，應注意口部及眼部的衛生，可以 0.5% 甲基纖維素（Methyl cellulose）滴眼，並時常以檸檬酸（Citric Acid）溶液漱口以刺激唾液腺分泌功能及代替部分唾液，及於餐前以 2% 甲基纖維素塗抹口腔，便可改善症狀。

三、日常養護

皮膚護理

對於皮膚乾燥、脫屑和痕癢患者，要盡量避免紫外線，防止日曬；要少用或不用鹼性肥皂，選用中性肥皂；避免用溫度過高的水洗澡；內衣要柔軟寬鬆，宜穿棉製品或絲織品，不宜穿毛製品；要勤換衣褲、被褥；避免跌碰、揉搓、抓痕皮膚。如皮膚有破損應根據皮損情況予以清創換藥，如遇感染可適當使用抗生素。

飲食宜忌

皮膚乾燥者要多吃胡蘿蔔，胡蘿蔔含有豐富的 β- 胡蘿蔔素（β-Carotene），它在小腸內可以轉化成維他命 A。**維他命 A 對皮膚的表皮層有保護作用，可使皮膚柔潤、富光澤、有彈性，因此又被稱為"美容維他命"。**飲食中如果缺乏維他命 A，會引起皮膚乾燥、角質代謝失常、易鬆弛老化。故胡蘿蔔有滋潤皮膚的作用。

皮膚乾燥者平時要多喝水，補充體內和皮膚的水分流失，更要喝比常人相對多的水，具體喝水量因人而異。

皮膚乾燥者要合理飲食，飲食宜清淡易消化，營養均衡，多食蔬菜、瓜果、豆製品等，可以使皮膚細膩光滑。口乾明顯者可常含話梅、藏青果等，或常泡青梅汁、檸檬汁等生津解渴飲料，應避免進食辛辣火熱的食物和燥熱的飲料，以防助燥傷津，加重病情。

皮膚乾燥者還必須保持足夠的睡眠，以及防止過度疲勞。同時，也要消除緊張焦慮，減輕心理負擔，保持生活起居的規律。

參考文獻：

1　趙大爽：〈六味地黃丸治療乾燥綜合症的療效觀察〉，《光明中醫》，2006，21(4)，頁 50~51。

2　覃海：〈益胃湯合玉女煎加減治療脾胃陰虛型原發性乾燥綜合症 25 例〉，《廣西中醫學院學報》，2010，13(2)，頁 13~14。

3　趙學萍：〈中醫內調外治治療乾燥綜合症體會〉，《中華中醫藥雜誌》，2011，26(8)，頁 1887~1888。

第七章　汗證

一、認識汗證

甚麼是異常出汗？

汗或汗液，是由汗腺分泌的液體。汗液的成分主要是水，佔汗液重量 98%~99%，其餘物質為氯化鈉，並有極少量尿素、乳酸、脂肪酸等，其比重約介乎於 1.002~1.003 之間，酸鹼值（pH 值）4.2~7.5。

出汗，是指從體表汗孔中流出液體。如果液體量多、快速排出，在體表能看到，這叫"知覺發汗"，亦稱"顯性出汗"。如果液體量少，排出速度緩慢，往往覺察不到，這叫"不知覺發汗"，亦稱"隱性出汗"。所以，並不是所有出汗都能覺察到，感覺不到出汗不等於不出汗。正常人 24 小時內不知覺蒸發約 600~700 毫升水分。由外界氣溫升高，或體內產熱增加所致的熱刺激所引起的發汗，稱為知覺發汗。此時發汗區域分佈廣，全身各部位皮膚，尤以前額、頸部、軀幹前後面、腰部、手背及前臂等部位最多;其次為頸、軀幹側面及四肢大部分;再其次為股內側面及腋下;最少是手掌和足跖。如果是由精神緊張引起的發汗,其發汗部位以手掌、足跖和腋下三處較多,其他部位很少。

出汗有降溫作用,能調節體溫。在汗腺排出汗液的過程中,汗液排出和蒸發幫助生物體表帶走大量熱量,達到散熱目的。出汗也有保護皮膚作用,能濕潤皮膚、軟化角質,酸化並抑制細菌。此外,也有排出體內毒素及廢物的作用。

出汗是我們人體常常出現的生理現象,那甚麼情況算是異常呢?異常的出汗是指在自身情緒穩定、外界氣溫不高或個人不感覺熱時亦出汗(冷汗),或者是稍稍活動即周身出汗,出汗過多,又或是突如其來的潮熱冒汗等。異常出汗可影響美容,如降低皮膚的潤澤、多汗與細菌混合產生異味,還可出現汗斑,又稱"花斑癬",以夏秋季多發,皮損好發於軀幹、腋下、面頸等汗腺豐富部位,主要表現為黃豆大的圓形或類圓形斑疹。所以,異常的出汗同樣應該重視。

汗證的分類

汗證是指汗液外泄失常的病症。最常見的是自汗與盜汗兩種;還有汗出色黃,染衣著色者為黃汗;發於病危時,大汗淋漓或汗出如油,伴肢冷息微者稱為脫汗;發生於急性發熱病過程中,突然全身惡寒戰慄,繼而出汗者為戰汗;還有頭汗、半身出汗、手足心汗、心胸汗等。

1. **自汗**：經常日間清醒時汗出不止，活動後更甚。多由體虛氣弱、衛氣不能固表所致。

2. **盜汗**：入睡之後汗出，醒後則汗止。多由身體虛弱、氣陰兩虛、陰虛內熱、迫津外出所致。

3. **黃汗**：黃汗是以汗出黏滯、色黃、染衣著色為特徵的一種病症。多由濕熱內蒸營分、外泄肌膚所致。

汗證與內分泌疾病

汗證的發生，可見於多種內分泌疾病，如甲狀腺功能亢進症、更年期綜合症、糖尿病合併自主神經性神經病變、低血糖症等。因此，汗證是一種既常見又不能忽視的病症。

1. 甲狀腺功能亢進症

怕熱多汗是甲狀腺功能亢進症的特徵之一，病因是甲狀腺激素分泌過多和交感神經興奮性增高，促進物質代謝，加速氧化，使產熱、散熱明顯增多。臨床上除出汗多以外，病人常伴有怕熱、疲乏無力、皮膚潮濕、體重下降、低熱等表現，還可表現為精神緊張、性格改變、煩躁不安、注意力不能集中、難以入睡等症狀。

2. 糖尿病

糖尿病合併自主神經性神經病變，易出現出汗異常。1型糖尿病常有出汗異常，而在合併周圍神經病變的患者中，

83%~94% 有出汗異常。交感神經節後無髓鞘的催汗軸索變形，會導致雙側對稱性的四肢遠端無汗症狀，而由於四肢無汗，上半身及面部則出現多汗現象。正常人皮膚溫度從頭到足漸降，而糖尿病患者的此種溫度梯度不明顯，甚至相反。足出汗減少或停止，是糖尿病自主神經性神經紊亂的最早期表現之一，重者涉及一側肢體和下半身，而上半身出汗增加，包括頭胸、背部，往往大汗淋漓（糖尿病性泌汗異常）。

3. 嗜鉻細胞瘤

嗜鉻細胞瘤（Pheochromocytoma）90% 以上為良性腫瘤，80%~90% 嗜鉻細胞瘤發生於腎上腺，起源腎上腺以外的嗜鉻細胞瘤約佔 10%。頭痛、心悸、多汗是嗜鉻細胞瘤高血壓發作時最常見的症狀。常為大汗淋漓，出汗具有陣發性，有時也可以持續出汗，但陣發性發作時，面部潮紅或變白可同時出現。還會出現心慌、手抖、四肢發涼等。但本病發作時常伴有明顯的血壓升高，以及因此而引起的頭痛症狀。

4. 更年期綜合症

更年期就是指婦女的圍絕經期，一般是 45~55 歲，平均絕經年齡是 49 歲。更年期綜合症是指婦女在圍絕經期或其後，因卵巢功能逐漸衰退或喪失，以致雌激素水平下降所引起的，以植物神經功能紊亂代謝障礙為主的一系列症狀。一般會出現多汗、發作性發熱、潮紅、心悸、焦慮、抑鬱、心煩易怒為特徵的症候羣。

汗證需要檢查與治療

氣溫升高、運動、興奮、緊張等都會引起身體出汗，而加上年齡、體質等個體有差異，出汗有多少不等，因此，往往分不清是否屬於出汗異常，也就不太重視日常生活中常出現的這個現象了。其實，異常出汗是某些疾病的特徵或早期表現之一，能起到警示作用，所以汗證需要檢查與治療。除了注意出汗時間的不同，如自汗、盜汗等，還要注意觀察及詢問以下幾點。

第一是**看顏色**。黃汗，即汗液呈現黃色，多是由於血液中一種稱為膽紅素（Bilirubin）的物質濃度過高所引起，主要見於肝膽疾病，如急慢性肝炎、膽囊炎、肝硬化等。第二是**聞氣味**。汗液散發出尿味，汗乾後會在皮膚上留下結晶物，常見於尿毒症病人；汗液帶有特殊的腥味，多見於肝硬化；汗液飄出香味，常是糖尿病人的體徵。第三是**看部位**。左右半身或上下半身出汗，多見於風濕、偏癱病人，有時也是中風發病前的信號；出汗僅限於額頭，若出汗量少，且無其他症狀，屬正常現象，若發生在病人身上，則可能是病情加重的徵兆。若因精神緊張而導致手足出汗則屬正常；第四是**看伴隨症狀**。多汗伴有怕熱、食量增加、心跳加快、肢體顫抖等症狀者，可能患上了甲亢；出冷汗，且有面色蒼白、暈厥者，可能是低血糖症；多汗呈陣發性，同時有血壓升高者，可能是患了嗜鉻細胞瘤。

中醫對汗證的認識

中醫認為，汗為人體津液的一種，汗為水穀精微所化，汗的生成與脾胃密切相關。因肺主衛氣，肺主皮毛，所以汗的運行與肺氣密切相關。中醫還認為"血汗同源"、"汗為心之液"，心主血，因此汗又與心密切相關。多汗的主要病理，是由於人體陰陽失調，營衛不和，腠理不固，而引起汗液外泄失常。

臨床主要分為虛證和實證。虛證有三種：一為陽氣虛衰，失於固攝。諸陽主表，人以衛氣固其表，陽氣一虛則腠理不固，津液外泄而汗出。二是陰虛血虧，熱迫津外出。陽加於陰謂之汗，陽熱蒸於陰分而汗出，陰虛生內熱，則熱迫津泄作汗。三是營衛不和，開闔失司。營衛不和，則肌腠開闔失司而汗泄。實證主要是濕熱內蒸，迫津外泄。根據出汗部位不同，又有側重於脾胃濕熱或側重於肝膽濕熱之分。

中醫辨證，首選要辨疾病之性質，仔細觀察出汗的情況，可判斷疾病是虛證還是實證，是陰證還是陽證，是熱證還是寒證。其次是辨氣血津液之盈虧，汗由津液所化，津液是血的重要組成部分，血的物質基礎是精，而促使精化為血則有賴於氣。汗液之多少，可體現體內精氣血津液之狀況，若氣虛，則化生血的功能自弱，血虛則津虧，津虧則汗無源。而汗多必傷津，津虧必血少，血少必氣虛，氣虛不固必多汗，多汗又可使氣隨之耗散。

中醫治療主要是益氣固表，調和營衛；養陰益氣，清泄虛熱，或清化濕熱。對於汗多傷陰者，又當養陰生津。

二、汗證的治療

辨證分型論治

根據汗出時的不同臨床表現，可分為自汗、盜汗、黃汗，以及脫汗、戰汗。自汗、盜汗可單獨出現，也可作為症狀而伴見於其他疾病過程中。抓住患者出汗的特徵，結合全身症狀辨證治療。內服中藥是治療多汗症的主要方法，臨床療效穩定而持久，是治本之法，而非"見汗止汗"的治標方法。臨床一般分以下證型論治。

1. 肺衛不固型

【症狀】汗出惡風、稍勞汗出尤甚，或表現半身、某一局部出汗，易於感冒、體倦乏力、周身酸楚、面色㿠白少華、苔薄白、脈細弱。

【治法】益氣固表。

【方藥】玉屏風散加味：防風 10 克，黃芪 20 克，白朮 10 克，桂枝 6 克，芍藥 9 克，甘草 6 克，生薑 5 克，大棗 4 枚，黨參 10 克，茯苓 15 克。

【加減】大便稀溏明顯者，加乾薑、炒薏仁、煨木香等；口乾、舌紅、脈細數者，加麥冬、五味子養陰斂汗；兼怕冷者，加附子溫陽斂汗；汗多者，加浮小麥、糯稻根、龍骨、牡蠣固澀斂汗。于閣萍[1] 觀察玉屏風散加味治療肺衛不固型自汗證 36 例，結果 36 例患者，治療 2 個療程，有 4 例患者治癒；治療 3 個療

程，有 8 例患者治癒，4 例患者好轉。治療 4 個療程，有 12 例
患者治癒，6 例患者好轉，2 例患者未癒。總有效率為 94.4%。

2. 心血不足型

【症狀】自汗或盜汗、心悸少寐、神疲氣短、面色無華、舌
質淡、脈細。

【治法】養血補心，益氣斂汗。

【方藥】**歸脾湯**加減：黨參 10 克，白朮 10 克，當歸 10 克，
白茯苓 10 克，黃芪 10 克，龍眼肉 5 克，遠志 10 克，酸棗仁 10
克，木香 5 克，浮小麥 20 克，甘草 3 克。

【加減】唇、甲色淡，心悸明顯者，加製首烏、枸杞子、熟
地補益精血；出汗明顯者，加生黃芪 15 克。

3. 陰虛火旺型

【症狀】夜寐盜汗，或有自汗、五心煩熱，或兼午後潮熱、
兩顴色紅、口渴、舌紅少苔、脈細數。

【治法】滋陰降火，泄熱止汗。

【方藥】**當歸六黃湯**加味：當歸 10 克，生地黃 10 克，熟地
黃 10 克，黃芩 10 克，黃柏 10 克，黃連 3 克，黃芪 12 克，丹皮
10 克，玄參 10 克。

【加減】汗出多者，加牡蠣、浮小麥、糯稻根固澀斂汗；潮
熱甚者，加秦艽、銀柴胡、白薇清退虛熱。鄭曉軍[2]以經方當歸

六黃湯、麥味地黃丸為基礎方加減治療糖尿病多汗 125 例，隨機分為 3 組，治療組採用辨證論治，其中陰虛火旺組 42 例選用當歸六黃湯，腎陰虧虛組 43 例選用麥味地黃丸，對照組 40 例口服彌可保（Methycobal）。結果陰虛火旺組、腎陰虧虛組及對照組總有效率分別為 88.1%、86% 和 30%。

4. 邪熱鬱蒸型

【症狀】蒸蒸汗出、汗黏、汗液易使衣服染黃、面赤烘熱、煩躁、口苦、小便色黃、舌苔薄黃、脈象弦數。

【治法】清肝泄熱，化濕和營。

【方藥】龍膽瀉肝湯加減：龍膽草 6 克，黃芩 9 克，梔子 9 克，澤瀉 12 克，木通 9 克，車前子 9 克，生地黃 9 克，柴胡 6 克，生甘草 6 克，藿香 10 克，澤瀉 10 克。

【加減】裏熱較甚、小便短赤者，加茵陳清解鬱熱；便秘者，加大黃 5 克；風火上炎、頭痛目赤者，加菊花、桑葉、夏枯草。

中成藥辨治

因為多汗症屬於慢性病證，需要較長時間調養，中成藥尤為適合長期服用，療效穩定、服用方便、便於攜帶。當然，一般同一種中成藥連續服用不可超過 3 個月，之後需換另外一種成藥。如果一時買不到某種中成藥，可以在醫生指導下用單味顆粒劑組合成方，先行服用。

玉屏風顆粒劑

【組成】黃芪、白朮（炒）、防風。

【功效】益氣，固表，止汗。

【適應症】用於治療體質虛弱、氣虛不固，經常自汗惡風、面色少華，或體虛易感冒者。

生脈飲口服液

【組成】人參、麥冬、五味子。

【功效】益氣養陰，斂汗復脈。

【適應症】多用於氣陰兩虧、脈虛欲脫的汗出肢冷，伴心悸、氣短，脈微欲絕的急症。

川黃液

【組成】丹參、黨參、製何首烏、枸杞子、杜仲、川芎、黃芪、當歸、蘄蛇、蛤蚧、海龍。

【功效】益氣養血，滋肝補腎。

【適應症】用於氣血兩虛、肝腎不足所致的汗出，神疲乏力、頭暈目眩、腰膝酸軟等症。

十全大補丸

【組成】黨參、炒白朮、茯苓、炙甘草、當歸、川芎、白芍、熟地黃、炙黃芪、肉桂。

【功效】溫補氣血。

【適應症】用於治療面色㿠白屬於氣血兩虛者。

常用中草藥

治療汗證處方用藥，常用的藥物性味多甘平，性收斂，多入肺、心二經，能行肌表，調節衛分，顧護腠理而有固表止汗之功。臨床常用於氣虛肌表不固，腠理疏鬆，津液外泄而自汗，以及陰虛不能制陽，陽熱迫津外泄而盜汗。治療自汗當配補氣固表藥同用，治療盜汗宜配滋陰除熱藥同用，以治病求本。以下藥物是治療多汗常用中藥的現代藥理研究，對於在中醫辨證用藥指導下，結合藥理選擇用藥有一定的幫助。

麻黃根

【性味歸經】味甘、微澀，性平。歸肺經。

【功效】固表止汗。

【現代藥理研究】麻黃根甲醇提取物能降低血壓。麻黃根所含生物鹼可使蛙心收縮減弱，對末梢血管有擴張作用，對腸管、子宮等平滑肌呈收縮作用。能抑制低熱和煙鹼（Nicotine）所致的發汗。

浮小麥

【性味歸經】味甘，性涼。歸心經。

【功效】固表止汗，益氣，除熱。

【現代藥理研究】浮小麥主要含澱粉及酶類蛋白質、脂肪、鈣、磷、鐵、維他命等。

糯稻根鬚

【性味歸經】味甘，性平。歸心、肝經。

【功效】固表止汗，益胃生津，退虛熱。

【現代藥理研究】糯稻根的水煎液經藥理實驗表明，對肝損傷有保護作用，並有明顯的滋陰作用[3]。

牡蠣

【性味歸經】味鹹，性微寒。歸肝、膽、腎經。

【功效】重鎮安神，平肝潛陽，軟堅散結，收斂固澀。

【現代藥理研究】牡蠣粉末在動物實驗有鎮靜、抗驚厥作用，並有明顯的鎮痛作用。牡蠣多糖具有降血脂、抗凝血、抗血栓等作用。

五味子

【性味歸經】味酸、甘，性溫。歸肺、心、腎經。

【功效】收斂固澀，益氣生津，補腎寧心。

【現代藥理研究】對神經系統各級中樞均有興奮作用，對大腦皮質的興奮和抑制過程均有影響，使之趨於平衡。能增強細胞免疫功能，增強機體對非特異性刺激的防禦能力。

黃芪

【性味歸經】味甘,性微溫。歸脾、肺經。

【功效】補氣健脾,升陽舉陷,益氣固表,利尿消腫,托毒生肌。

【現代藥理研究】能促進機體代謝、抗疲勞、促進血清和肝臟蛋白質的更新,有明顯利尿作用。能增強心肌收縮力,保護心血管系統。能增強和調節機體免疫功能,提高機體抗病力。

白朮

【性味歸經】味甘、苦,性溫。歸脾、胃經。

【功效】益氣健脾,燥濕利水,止汗,安胎。

【現代藥理研究】能明顯促進小腸蛋白質的合成,促進細胞免疫功能,有一定提升白細胞作用。此外,還能護肝、利膽、利尿、降血糖、抗菌、抗腫瘤。白朮揮發油有鎮靜作用。

地骨皮

【性味歸經】味甘,性寒。歸肺、肝、腎經。

【功效】涼血除蒸,清肺降火。

【現代藥理研究】地骨皮水煎劑有免疫調節作用,又有抗微生物作用。

青蒿

【性味歸經】味苦、辛，性寒。歸肝、膽經。

【功效】清透虛熱，涼血除蒸，解暑，截瘧。

【現代藥理研究】青蒿素（Artemisinin）、青蒿素甲醚（Artemether）、青蒿琥酯（Artesunate）能促進機體細胞的免疫作用、減慢心率、抑制心肌收縮力、降低冠脈流量以及血壓。

針灸治療

針灸能通過對穴位的刺激，以經絡為途徑影響機體的血液循環，進而達到調整陰陽、補虛瀉實，使紊亂的功能恢復正常。針灸治療汗證簡便而無副作用，是臨床比較適合的治療手段之一。針灸治療法則重在調和臟腑功能，達到陰平陽秘，從而使機體的津液輸佈調暢，毛竅開合有度，故出汗自止。

1. 自汗治療法

針刺氣海、關元、厥陰俞、腎俞、足三里、三陰交等穴，用補法；灸氣海、關元、陰卻、腎俞等。

2. 盜汗治療法

針刺膈俞、厥陰俞、氣海、關元、腎俞、命門、三陰交、太溪等穴，用補法；加灸。

3. 頭汗治療法

針刺風池、大椎、曲池、外關、合谷、氣海、關元、足三里、陽陵泉、腎俞、三陰交、太溪等穴。風池、大椎、曲池、外關、合谷、陽陵泉用瀉法，其餘穴位用補法。神疲氣短、脈弱、氣虛明顯者，氣海、關元加灸。

4. 半身汗治療法

患側針刺風池、肩髃、曲池、外關、合谷、環跳、委中、足三里、陽陵泉、懸鐘、昆侖、太沖等穴，針用補法。

5. 手足心汗治療法

針刺脾俞、胃俞、中脘、章門、曲池、合谷、足三里、三陰交、陰郄等穴，用平補平瀉法。

耳穴療法

耳穴療法是根據耳穴與臟腑經絡的關係，通過針刺、貼壓等產生局部刺激，利用俞穴——經絡的作用調節機體內外環境的平衡，達到止汗的目的。多汗症為自發性，由於大腦皮層興奮與抑制過程中的平衡失調，自主神經系統不穩定而引致出汗過多。多數病例表現為陣發及局限性出汗，也有全身性出汗者。因此，臨床多取交感、皮質下等穴以調節自主神經功能，抑制汗腺的分泌，而起到止汗作用。

1. 常用穴位

主穴：交感、皮質下、心、肺。

配穴：枕、神門、腎、內分泌、腎上腺。

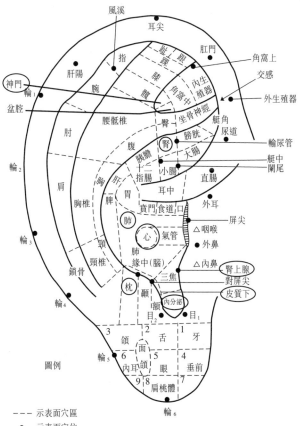

2. 操作方法

針刺方法：每次選主穴 2~3 個，配穴 2~3 個。常規消毒，醫者左手固定耳部，右手拇、食指持針柄，將針對準穴位，手指前後撚轉，使針隨撚轉刺入。留針 30 分鐘，每天 1 次，7 次為一療程。根據病情選擇兩耳同時或交替施術。

壓丸方法：每次選主穴 2~3 個，配穴 2~3 個。用酒精棉球在耳廓部脫脂，用 0.5 厘米 × 0.5 厘米大小的膠布將王不留行籽固定於穴位。一次選一側，2 天換另一側。每天按壓 3 次，每次按壓 3~5 分鐘。3 次共 6 天為一療程。

武榮方[4]治療 54 例汗證患者，其中局部多汗者 35 例，全身多汗者 19 例，主穴為耳穴的交感、皮質下、心、肺。配穴為枕、神門。每天 1 次，10 天為一療程。結果 48 例痊癒，有效 6 例，痊癒率為 88.9%。痊癒病例隨訪 6~24 個月無復發。

推拿治療

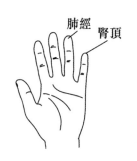

肺經
腎頂

推拿，古稱按摩，作為以人療人的方法，是指醫者運用自己的雙手作用於病患的體表、受傷的部位，或特定的俞穴，具體運用推、拿、按、摩、揉、捏、點、拍等形式多樣的手法，以期達到疏通經絡、推行氣血、祛邪扶正、調和陰陽的療效。現介紹幾種簡單易行的穴位按摩法，主要用於治療自汗、盜汗。

1. 清肺經

取穴：肺經穴。位於無名指末節螺紋面。

操作法：由指根推向指尖 100~300 次。

適應症：具有補益衛氣、固表止汗之功效，常用於治療自汗。

2. 揉腎頂

取穴：腎頂穴。位於小指頂端。

操作法：按揉此穴 100~300 次。

適應症：具有收斂元氣、固表止汗之功效。常用於治療自汗、盜汗或大汗淋漓不止等病證。

3. 揉二馬

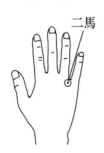

取穴：二馬穴。位於手背無名指及小指掌指關節後凹陷中。

操作法：按揉此穴 100~300 次。

適應症：具有滋陰補腎、順氣散結之功效。常用於治療盜汗。

4. 擦湧泉

取穴：湧泉穴。位於足掌心前 1/3 與後 2/3 交界處凹陷中。

操作法：以拇指螺紋面着力，來回推擦此穴

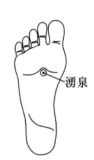

100 次左右。

適應症：具有滋陰退熱之功效。常用於治療盜汗。

中藥外用

1. 足浴療法

黃芪 30 克，防風 20 克，浮小麥、麻黃根各 15 克。將諸藥擇淨，同放鍋中，加清水適量，浸泡 5~10 分鐘後，水煎取汁，放入浴盆中，待溫時足浴，每天 2 次，每次 10~30 分鐘。每天用上藥 1 包，連續 5~7 天。可固表止汗，適用於表虛自汗、虛人易感冒等。或取桃樹葉，或甘蔗葉適量，水煎取汁足浴亦可。

2. 敷臍療法

五倍子、生黃柏各等分，共研細末，裝瓶備用。使用時將肚臍拭淨後，取藥末適量，用溫水少許調成稀糊狀，外敷於肚臍孔處，再用“傷濕止痛膏”等固定，每天換藥 1 次，連續 7~10 天。可養陰止汗，適用於陰虛盜汗。或用五倍子、黃芪各等分，研末填臍。可補肺益氣，適用於氣虛自汗。或用銀杏、烏梅、金櫻子各等分，研末填臍。可補腎益氣，適用於氣虛自汗較重，動則汗出尤甚者。

3. 敷足療法

五倍子、鬱金混合研為細末，加入適量蜂蜜，調為膏狀備用。

使用時取適量貼於肚臍及湧泉穴上，紗布覆蓋，膠布固定，每天換藥 1 次，7~10 天為一療程。可補肺止汗，適用於肺氣虛型自汗。

常用食療方

中國傳統醫學認為治療汗證，補虛是其基本治療原則，但臨證時應根據汗證的不同表現、不同病機，選擇不同的飲食或食療方案。自汗症者，宜多吃甘溫益氣、收斂止汗的食品，忌食辛散耗氣之物。建議常食用扁豆、栗子、豬肚、豬腰、核桃仁、豆腐皮、泥鰍、雞肉、鴨肉、雞蛋、芡實、山藥、黨參、白朮等；盜汗症者，宜常吃具有養陰液、降虛火的食物，忌食辛辣香燥、傷津耗液之品。建議多選食葡萄、蓮子心、金櫻子、鴨肉、豬腰、烏魚、蚌肉、蜆肉、番茄、菠菜、山藥、蓮子、銀耳、雞蛋等。

參芪飲

【材料】黨參 15 克，黃芪 15 克，紅棗 7 枚。

【製法】將黨參、黃芪、紅棗同放入鍋中，水適量，煮 30 分鐘即成。

【用法】代茶飲服，不限時日。能益氣養血。適用於氣虛不固之自汗。

百合小麥粥

【材料】粳米 50 克，白木耳 15 克，百合 15 克，枸杞子 15

克，浮小麥 30 克，冰糖 10 克。

【製法】將枸杞子、浮小麥同煎 30 分鐘，去渣取汁；再將粳米、白木耳放入同煮，粥將成之時，放入冰糖即可。

【用法】吃粥，每天 1 次。可養陰斂汗。適用於陰虛盜汗。

橄欖蘿蔔茶

【材料】橄欖 100 克，鮮蘿蔔 500 克。

【製法】加水適量，約煮 20 分鐘即可。

【用法】代茶飲服，不拘時服。可清熱利濕解毒。適用於黃汗，或汗出黏手，或汗出有味。

西醫治療

西醫治療多汗症，主要還是治療原發病。

如對於甲狀腺功能亢進症引起的出汗，主要治療方法為藥物治療。抗甲狀腺藥物（Anti-Thyroid Drugs, ATD）治療，常用 ATD 藥物有硫脲類（Thiourea）和咪唑類（Imidazole）兩類，但此兩類藥物存在不良反應，如粒細胞（Granule Cell）減少，嚴重可致粒細胞缺乏症，還有肝功能損傷、皮膚過敏等，臨床運用時應密切監測。 β 受體阻滯劑（ β-Receptor Antagonists）可減輕交感神經興奮的症狀，使出汗減少。

如對於糖尿病合併自主神經病變的出汗異常，治療上主要是對因治療，積極控制高血糖、運用醛糖還原酶抑制劑

（Aldose Reductase Inhibitors）、抗氧化劑（Antioxidants）、γ-亞麻酸（γ-Linolenic Acid）、神經生長因子（Nerve Growth Factor）等。同時還可配合對症治療，若餐後多汗可用抗膽鹼藥阿托品（Atropine）、普魯本辛（Probanthine）等 [5]。

如對於嗜鉻細胞瘤引起的多汗，一經確診，應爭取盡早做手術，以免高血壓危象反覆發作而危及生命。手術切除是治療嗜鉻細胞瘤的最終手段。

如對於更年期綜合症的多汗，主要治療方法為性激素替代治療。大量的臨床資料證實，無論何種形式的雌激素治療，都能改善血管舒縮障礙症狀，治療多汗，並有效防治骨質疏鬆，但卻有增加靜脈血栓、腦血管意外和子宮內膜癌等風險。

三、日常養護

未出汗 鍛煉強體防汗出

中醫強調人體正氣的重要作用，所謂"正氣存內，邪不可干"，就是要增強人的體質，提高機體的防病能力，真正做到"治未病"。結合現代人的生活特點，在養生保健的諸多方法中，鍛煉是最需要、也是最直接有效的方法。體質強了，正氣足了，衛氣即能固表，身體自然就不會出現異常出汗。

汗出時 腠理空虛防外感

　　汗出之時，腠理空虛，特別容易感受外邪，而滋生感冒、上呼吸道感染，或皮膚感染等病症。所以，不論是正常出汗還是異常出汗，都要避免風吹寒襲，應及時用乾毛巾將汗擦乾。同時也要避免汗出之時立刻沖涼的習慣，這不僅易於感冒，還可以引發毛囊炎一類的皮膚疾病。

汗出後 補充水分防脫水

　　正常人一般每天"不知覺出汗"蒸發的水分，大概是600~700毫升左右，如果出汗濕透一身內衣大概是800~1,000毫升左右。當人體大量流汗喪失過多的水分和鹽分時，會使血液變濃，黏稠性增加，脈搏加快，體溫增高，身體產生口乾、口渴、無力感，甚至出現肌肉痙攣、代謝紊亂等現象。所以，多汗患者要及時補水。補水又要特別注意兩點：一是補水的同時要補鹽。一般每1公升開水中，加入食鹽5克，以防止人體水電解質紊亂；二是喝水應少量多次。一般每次100毫升左右為宜。喝水過多，大量水分進入血液中，使血量增加，加重了心臟的負擔，人體的滲透壓降低，影響水代謝，反而使水分吸收速度變慢。另外，汗出較多者，應經常更換內衣，保持乾燥清爽，免生其他疾病。

參考文獻：

[1]　于閣萍、韓華：〈玉屏風散加味治療肺衛不固型自汗證 36 例〉,《中國民間療法》,2010,18(10),頁 45。

[2]　鄭曉軍、羅麗萍、洪冠宇：〈從陰虛論治糖尿病泌汗異常 85 例療效觀察〉,《福建中醫藥》,2009,40(6),頁 18~19。

[3]　唐愛蓮、劉笑甫、馮冬梅等：〈糯稻根的化學成分及藥理研究〉,《北方藥學》,2006,3(2),頁 35~36。

[4]　武榮芳、龐宏：〈耳穴針刺貼壓並用治療多汗症 54 例〉,《浙江中醫雜誌》,2007,42(10),頁 597。

[5]　陳良、趙天豫、仝小林：〈淺析糖尿病汗證的中西醫認識〉,《第八次全國中醫糖尿病學術大會論文彙編》,2005。

第八章　多毛症

一、認識多毛症

多毛與多毛症

多毛，即體毛過多。人類的種族、年齡、性別、營養、氣候以及情緒等的不同，會影響毛髮的生長情況，比如歐洲人比亞洲人毛髮濃密，男性的毛髮比女性長，粗、密、深。但即使是同一個地區同一種族的人，正常的男性女性，毛髮的生長也有早晚、快慢、多少、粗細、長短以及顏色深淺等區別。這些都屬於正常範圍，就像人羣中有高矮胖瘦之分一樣。

多毛症表現為無毛區（即僅有毳毛（又稱"寒毛"）生長的部位）出現均勻分佈的毛髮生長，毛幹細長而均一，其原因尚不清楚，可能與遺傳有關。

女性多毛症是指女性身體雄激素敏感區（如上唇、下頦和面頰、胸和上背部等）的毳毛生長並轉化為長而粗的終毛，產生男性型毛髮分佈。其原因多歸結於體內雄激素水平的升高，或是毛囊對雄激素的敏感性升高，因此又稱為雄激素源性多毛。

　　女性的多毛現象，95% 屬於一般性的體質多毛，大多數有家族性毛髮過多的歷史，或是因青春期發育階段，體內激素短暫性分泌不平衡所致，沒有男性化的表現，不屬於病理性多毛症。只有當毛髮呈進行性發展或突然增多，產生男性型毛髮分佈，同時有額角髮際後縮、"喉結"突出、聲音粗沉以及陰蒂肥大等男性化現象，或月經不調、閉經等表現時，才屬於病理性多毛症。

　　對男性來說，體毛多無關緊要，但對女性來說，體毛多則會影響美觀，所以需要及早治療。

多毛症與家族遺傳

　　多毛症的發生原因目前尚不清楚，但現代研究認為與家族遺傳有關，屬於基因問題。如果是顯性基因遺傳，患者和一個沒有多毛症的人的下一代，有一半機率患多毛症；如果是隱形基因遺傳，那就要看患者伴侶是否有多毛症基因，而作出相應的機率推測。多毛症與遺傳有關，但並不是所有多毛症都屬於遺傳，這其中較為常見的就是內分泌疾病。

多毛症常見於哪些內分泌疾病？

　　多毛症常見的內分泌疾病有三類：第一類是**分泌雄激素的腫瘤**：腎上腺腫瘤（腺瘤、腺癌、分泌 ACTH 的異位腫瘤）、卵巢腫瘤（性腺基質細胞瘤、泡膜細胞瘤、類脂瘤）；第二類是**功能性雄激素過剩**：腎上腺酶缺乏（早發性 21- 羥化酶缺乏症、遲發性 21-羥化酶缺乏症、11β-羥化酶缺乏症、3β-脫羥酶缺乏症）、庫欣綜合症（Cushing's Syndrome, CS），又稱皮質醇增多症（Hypercortisolism）或柯興綜合症、多囊卵巢疾病；第三類是**泌乳素瘤（Prolactinoma）**，是由垂體泌乳素瘤分泌過量泌乳素（Prolactin, PRL）引起的下丘腦──垂體疾病中常見的一種疾病[1]。

婦女多毛症與雄激素

造成婦女多毛症的主因，是血清中雄激素水平不平衡，主要是睪酮水平增高。於女性來說，睪酮主要在腎上腺和卵巢分泌。循環中的睪酮 80% 與球蛋白結合，19% 與白蛋白（Albumin）結合，1% 為未結合的游離型。毛髮男性化的程度，依賴於游離睪酮的水平和毛囊對雄激素的反應能力。在雄激素的作用下，雄激素敏感部位的毳毛向終毛轉化，出現婦女多毛症的癥狀。通過對毛囊毛乳頭細胞系的研究，有人提出毛囊對雄激素反應性的提高，是因為毛乳頭細胞（Dermal Papilla Cells）對睪酮向二氫睪酮（Dihydrotestosterone）轉化（由 5α-還原酶催化完成）的能力提高，和雄激素受體的濃度增加。另外，某些孕婦因胎盤內雄激素刺激，也可見體毛增粗。有些婦女在絕經期可因促性腺激素增高，刺激卵巢分泌過多雄激素而出現體毛增多。

至於醫源性多毛症，也稱藥物性多毛症，主要是長期或大劑量應用睪酮或其合成激素、苯妥英鈉（Phenytoinum Natricum）、合成黃體酮、糖皮質激素、促腎上腺皮質激素（ACTH）、米諾地爾（Minoxidil）、氯苯甲噻二嗪（Diazoxide）等，引發多毛或多毛症。

中醫對多毛症的認識

中醫古典醫籍並無多毛症的病名，但已有闡釋其生理、發病機理的記載。

在生理病理方面，中醫認為，皮毛與肺關係密切。《素問・經脈別論》曰："肺朝百脈，輸精於皮毛。"《素問・陰陽應象大論》又曰："肺主皮毛"，說明肺氣充盛，則可輸運精微於皮毛，所以肺主皮毛是中醫的經典論述。皮毛與經絡相聯繫，《內經》有云："沖脈、任脈，皆起於胞中，上循脊里，為經絡之海。其浮而外者……血獨盛則淡滲皮膚而催生毫毛。"由此可見，虛熱擾動沖任之脈，壅遏、燔灼氣血，可導致血為熱迫，溢於皮膚而催生毫毛。後世醫家在此基礎上進一步提出，本病主要是陰虛內熱、肝火、濕熱所致，病久則可有氣滯血瘀的病理。

在發病原因方面，中醫認為，多毛症或多毛傾向的發生多是在身體新陳交替或氣血陰陽變更之時（發病年齡依次為青春期、青春後期、青春前期、妊娠期和絕經期），均與腎、沖脈、任脈、血室（胞宮，相當於子宮）等臟腑經絡的功能狀態密切相關。所以，引起的病因大致可以歸納為三方面：**一是先天不足或勞傷過度**。若先天稟賦不足，腎精素虧，加之勞傷太過，腎陰虧虛，陰精兩傷，則虛熱內生，虛熱擾動沖任可致多毛。**二是情志不暢**。情志不調亦為多毛的常見病因，情志不暢，鬱怒傷肝，肝氣鬱結，鬱而化火，內擾沖任而致多毛。**三是飲食不節。**過食油膩、辛辣，易生濕化熱，致濕熱內生，循陽明經上行，鬱聚毛孔則發病。沖脈隸於陽明，陽明積熱，血室被擾致多毛。

在治療方面，中醫主張從整體治療，標本兼治，主要治法是清熱瀉火以控制雄激素水平。如養陰清熱、清肝瀉火、清熱利濕等。

二、多毛症的治療

辨證分型論治

辨證論治是中醫治療多毛症的主要方法，目的是通過清除體內的濕熱邪火，以達到降低雄激素水平的作用。如果是因內分泌腺體腫瘤引起的多毛症，應在去除病因後，運用中醫藥治療，可以起輔助與後續治療的作用。

1. 陰虛內熱型

【症狀】上唇、頦部毛髮增長、增粗，伴有身體烘熱汗出、面部潮紅、腰膝酸軟、夜間盜汗、咽燥、舌紅、苔少、脈細數。

【治法】滋陰清熱。

【方藥】**知柏地黃丸**加味：知母 10 克，黃柏 10 克，熟地 12 克，淮山藥 15 克，山茱萸 12 克，丹皮 6 克，澤瀉 6 克，茯苓 10 克，生地 10 克，車前子 10 克。

【加減】五心煩熱、舌紅絳者，加赤芍、山梔；口乾、消瘦、陰虛明顯者，加女貞子、旱蓮草。

2. 肝火旺盛型

【症狀】上唇、頰頰、前胸或上背部毛髮增粗、增長、頭脹痛眩暈、煩躁易怒、口乾口苦、失眠多夢、胸悶、善太息、舌紅、苔黃、脈弦數。

【治法】清肝瀉火。

【方藥】龍膽瀉肝湯加減：龍膽草 6 克，柴胡 6 克，玄參 10 克，甘草 6 克，梔子 9 克，黃芩 9 克，車前子 9 克，澤瀉 10 克，生地黃 10 克，菊花 12 克，丹皮 10 克。

【加減】失眠多夢者，加五味子、炒棗仁；頭痛明顯者，加珍珠母、白芷；胸脅脹痛者，加枳殼、香附。

3. 濕熱內蘊型

【症狀】上唇、頰頰、前胸或上背部毛髮增粗、增長、濃密，脘腹痞脹、身熱不揚、渴不多飲、陰部潮濕、瘙癢、白帶增多、口苦、脅肋脹痛、舌紅、苔黃膩、脈滑數。

【治法】清熱利濕，瀉火解毒。

【方藥】茵陳蒿湯加味：茵陳蒿 10 克，梔子 6 克，大黃 6 克，黃芩 10 克，黃連 5 克，丹參 15 克，葛根 10 克，山楂 10 克，陳皮 10 克，藿香 10 克，甘草 6 克。

【加減】皮膚瘙癢明顯者，加側柏葉、苦參；口苦、脅肋脹痛者，加柴胡、枳殼。

4. 氣滯血瘀證

【症狀】上唇、頷頰、前胸或上背部毛髮增長、增粗，胸脅脘腹脹悶竄痛，偶有刺痛，或有痞塊、時散時聚、舌紫或有斑點、脈弦澀。

【治法】行氣活血。

【方藥】逍遙散合四物湯加減：柴胡 10 克，赤芍、白芍各 12 克，茯苓 10 克，白朮 10 克，甘草 3 克，當歸 15 克，枳殼 10 克，陳皮 6 克，香附 10 克，川芎 10 克，丹參 15 克。

【加減】脘腹脹悶明顯者，加川楝子、薄荷、青皮；竄痛明顯者，加元胡、沒藥、蒲黃、五靈脂。

中成藥辨治

中成藥治療多毛症大多是古代有效方劑，是辨證論治的補充，藥物組成與劑型固定，有服用方便、便於攜帶等特點。不過，卻不便於針對病情變化而作出的藥物臨時加減變化，所以，更適合於病情相對穩定、長期治療的病人。

六味地黃丸

【組成】熟地、山藥、山萸肉、丹皮、茯苓、澤瀉。

【功效】補益肝腎，調養沖任。

【適應症】用於肝腎不足、沖任失調之多毛症。

知柏地黃丸

【組成】知母、黃柏、熟地、山藥、山萸肉、丹皮、茯苓、澤瀉。

【功效】滋陰清熱。

【適應症】用於陰虛內熱、沖任受擾所致的多毛症。

龍膽瀉肝丸

【組成】龍膽草、柴胡、當歸、梔子、黃芩、車前子、澤瀉、生地黃、甘草。

【功效】清肝瀉火去濕。

【適應症】對肝火旺盛、肝經濕熱之多毛症均有效。

加味逍遙散

【組成】柴胡、赤芍、白芍、青皮、陳皮、川芎、丹參、桃仁、紅花、當歸。

【功效】疏肝解鬱通絡。

【適應症】用於情志抑鬱、氣血經絡失和之多毛症。

常用中草藥

中醫藥治療多毛症通常以滋陰清熱、清肝瀉火、清熱化濕、行氣活血為主。從現代藥理研究選擇中藥,一般多選擇雌激素含量較高的中藥,以對抗雄激素,控制與調節雄激素水平,達到根據中藥藥理,辨證用藥與辨病用藥的有機結合。根據現代藥理研究,植物性雌激素含量較高的中藥有:葛根、人參、西洋參、白朮、甘草、補骨脂、淫羊藿、巴戟天、肉蓯蓉、鎖陽、菟絲子、覆盆子、杜仲、冬蟲夏草、桑寄生、蛇床子、枸杞子、女貞子、五味子、丹參、川牛膝、紅花、益母草、銀杏葉、葛根、黑升麻、紫苑、桑葉、槐米、阿膠、蒺藜、小茴香等。就本病的常見證型看,以下為常用中藥,結合現代藥理介紹如下:

丹參

【**性味歸經**】味苦,性微寒。歸心、肝經。

【**功效**】活血調經,祛瘀止痛,養血安神。

【**現代藥理研究**】丹參提取物是一種緩和的雌激素類藥物,有抗雄激素作用。同時具有抗細菌消炎,以及免疫調節作用。

白花蛇舌草

【**性味歸經**】味苦、甘,性寒,無毒。歸心、肝、脾、大腸經。

【**功效**】清熱解毒,利濕。

【**現代藥理研究**】有降低雄激素水平、升高雌激素水平的作用。有很強的抑制皮脂腺分泌的作用。尚能增強腎上腺皮質功能而抑制炎症反應。

甘草

【性味歸經】味甘，性平。歸心、肺、脾、胃經。

【功效】補脾益氣，清熱解毒，調和諸藥。

【現代藥理研究】有類腎上腺皮質激素般的作用及抗炎、免疫抑制作用。

枸杞子

【性味歸經】味甘，性平。歸肝、腎經。

【功效】滋補肝腎，養肝明目。

【現代藥理研究】對下丘腦—垂體—性腺軸功能有一定影響，枸杞煎煮液可使正常大鼠垂體前葉、卵巢、子宮重量比對照組明顯增加，卵巢絨毛膜促性腺激素／黃體生成激素（Human Chorionic Gonadotropin, HCG / Luteinizing Hormone, LH）受體特異結合力也明顯提高，對去卵巢的大鼠，使其垂體對注射黃體生成激素釋放激素（Luteinizing Hormone Releasing Hormone, LRH）後 LH 分泌明顯增加 [2]。

紅花

【性味歸經】味辛，性溫。歸心、肝經。

【功效】活血化瘀，通經。

【現代藥理研究】紅花中含有 β- 穀甾醇（Sitosterol）。去卵巢的小鼠注射紅花煎劑可使子宮重量明顯增加，提示中藥紅花具

有雌激素般的作用 [3]。

菟絲子

【性味歸經】味辛、甘,性平。歸肝、腎、脾經。

【功效】補陽益陰,固精縮尿,明目,止瀉。

【現代藥理研究】菟絲子黃酮對下丘腦—垂體—性腺軸功能
具有多方面的影響 [4]。

熟地

【性味歸經】味甘,性微溫。歸肝、腎經。

【功效】養血滋陰,補精益髓。

【現代藥理研究】抗炎、調節免疫、抗衰老,調節血管內皮
細胞功能。

女貞子

【性味歸經】味甘、苦,性涼。歸肝、腎經。

【功效】補益肝腎,明目,清虛熱。

【現代藥理研究】有性激素雙向調節作用,抗炎、抗菌、抗
氧化、調節免疫,促進造血、抗凝等作用。

丹皮

【性味歸經】味苦、辛,性微寒。歸心、肝、胃經。

【功效】清熱涼血，活血散瘀，退虛熱。

【現代藥理研究】抗炎、抑菌、調節免疫、保肝、改善血流微循環。

赤芍

【性味歸經】味苦，性寒。歸肝經。

【功效】清熱涼血，活血化瘀，止痛。

【現代藥理研究】抗血小板聚集、抑制紅細胞聚集，促進細胞膜及細胞內脂質代謝，維持膜蛋白的正常功能，保肝、清除氧自由基、促進皮膚增色等。

針刺治療

針刺療法以經絡、臟腑學說為基礎，通過對腧穴、經絡的針刺刺激，來清熱涼血，瀉火解毒，調節陰陽平衡，以達到治療多毛症的目的。現將常規穴位治療介紹如下。

1. **取穴**：膈俞、肝俞、脾俞、血海、合谷、三陰交、列缺（均取雙側穴位）。

2. **方法**：針刺手法為瀉法。針背俞穴，針尖向椎體斜刺，深1.2吋；針血海、三陰交，針尖向下斜刺，深1.2吋；針列缺穴，針尖向肘部斜刺，深0.7吋；針合谷穴直刺。針刺得氣後留針30分鐘，2天1次，15次為一療程。

耳針療法

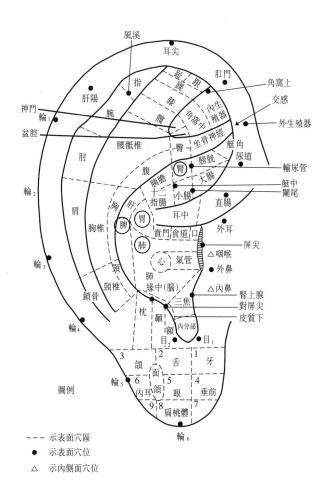

耳穴療法是根據耳穴與臟腑經絡的關係，通過針刺、埋針、貼壓、放血等產生局部刺激，利用腧穴—經絡的作用調節內分泌功能，抑制雄激素分泌，從而治療多毛症。

1. **取穴**：胃、脾、肺、腎區。

2. **方法**：針刺留針 30 分鐘，其間撚轉 3~5 次，2 天 1 次，15 次為一療程。

常用食療方

雙根飲

【材料】鮮白茅根 30 克，鮮蘆根 20 克。

【製法】將鮮白茅根、鮮蘆根，用適量水煮 30 分鐘即可。

【用法】不拘時，代茶頻服。能生津利尿，瀉火排毒。

三子豆漿

【材料】決明子 30 克，覆盆子 20 克，黑芝麻 20 克，豆漿 300 毫升。

【製法】先將決明子、覆盆子加水煎煮 40 分鐘，去渣取汁；用汁沖磨碎黑芝麻，然後加入豆漿一起煮，煮沸後即成。

【用法】可早晚服。能排便泄毒，養血益腎。可提升雌激素水平。

百合杞子湯

【材料】枸杞子 30 克，百合 20 克，冰糖適量。

【製法】將枸杞子、百合洗淨。加水先煮 20 分鐘，再放入冰糖適量調味即成。

【用法】可早晚服，或代茶服。能養血益陰，提升雌激素水平。

西醫治療

1. 去除病因

找出分泌多量雄激素的病灶，如為腦下垂體腫瘤、腎上腺皮質腫瘤或卵巢腫瘤引起者，應做手術切除或放射治療。因為部分婦女多毛症患者和肥胖有一定關係，故肥胖者應合理減肥。

2. 系統性藥物治療

目的是阻斷雄激素的產生和毛囊細胞對雄激素的利用，減少男性化終毛的生長。一般需至少服藥 6 個月，方可見到毛髮逐漸減少。服藥前需確定並未懷孕。

i) 避孕藥：口服避孕藥能抑制內源性促性腺激素，減少腎上腺和卵巢雄激素產生。達英 -35（Diane-35）含雌二醇（Estradiol, E2）35 微克（μg）和醋酸氯羥甲烯孕酮（Cyproterone Acetrate, CPA）2 毫克，在月經週期第 5~25 天服藥，治療 8~12 個月經週期，多毛症可得到明顯改善。應當注意，大多數避孕藥中有一定量的孕激素，而孕激素又有雄激素般的作用，這些避孕藥其實不宜用於治療婦女多毛症。

ii) 孕激素：氟硝丁醯胺（Flutamide，又稱氟他胺）是人工合成的孕激素，目前認為該藥是無任何雄激素活性的雄激素拮抗劑。用法是 250~500 毫克，每天 2~3 次。用藥後皮脂分泌會減少，伴發的痤瘡和雄激素源性脱髮也會好轉。不良反應主要是肝毒性，但發生率較低。服用該劑量不會導致月經不規律。

iii）**醛固酮拮抗劑**（Aldosterone Antagonists）：安體舒通（Spironolactone）是一種保鉀利尿劑，作為雄激素拮抗劑已廣泛用於臨床。用法是每天 100~200 毫克。主要不良反應是高鉀血症、月經不規律和乳房脹痛等。

iv）**5α-還原酶抑制劑**：非那雄胺（Finasteride）特異性抑制 II 型 5α-還原酶（Type II 5-alpha Reductase），阻斷睪酮向二氫睪酮的轉化，選擇性抑制二氫睪酮的生成。用法是每天 5 毫克，治療 3~6 個月，可使症狀得到顯著改善。

v）**聯合藥物治療**：可 2 種或以上藥物聯合治療。

vi）**治療高泌乳素血症**：可用溴隱亭（Bromocriptine）或手術治療。

3. 物理和化學方法

i）**拔毛或剃毛**：拔毛法可採用溫度適合的蠟塗於多毛部位，待蠟凝固變硬後快速揭去，該部位所有毛幹和毛根可被拔出。拔毛法的缺點之一是較疼痛，蠟油可能引起毛囊炎；缺點之二是拔毛同時會誘導毛囊進入生長期，促使新的毛幹產生。剃毛只去除毛幹，並不能去除毛根，所以不久就會有毛髮長出。

ii）**化學脱毛**：通過減弱毛髮角蛋白中二硫鍵（Disulfide Bond）的結合而降低毛髮的強度，然後摩擦使毛髮脱落。但長時間使用可導致皮膚紅斑、脱屑。在毛髮較多的部位可採取短時間多次使用，以減少出現副作用。

iii）**電解**：將電解針沿着毛幹進入毛囊，到達毛乳頭水平，通過電流永久性破壞毛囊。電解可以永久性去除毛髮，但手術較繁瑣，不熟練的操作可導致感染、瘢痕等。

iv）**脈衝鐳射**：根據選擇性光熱理論，利用某一特定波長如755 納米或 800 納米的鐳射，能選擇性被毛囊中的黑色素顆粒吸收，局部產生的能量足以破壞毛囊，產生永久性脫毛效果。本法方便、快捷，不會出現灼傷或瘢痕等合併症。術後毛囊周圍會出現紅斑和風團般的症狀，數小時內可自行消退。

三、日常養護

不要濫用藥物

了解一些可引起多毛症的藥物，避免有意無意間使多毛症進一步加重。抗生素類，如青霉素（Penicillin）、鏈霉素（Streptomycin）等；抗癲癇藥，如苯妥英鈉（Phenytoinum Natricum）等；抗精神病藥，如甲硫達嗪（Thioridazine）；中藥，如補骨脂素；疫苗如傷寒菌疫苗；利尿藥，如乙醯唑胺（Acetazolamide）；降壓藥，如米諾地爾（Minoxidil）、二氮嗪（Diazoxide）等；激素類藥，如甲基睪丸素（Methyltestosterone）、丙酸睪丸素（Testosterone Propionate）、可的松（Cortisone）、潑尼松（Prednisolone）、地塞米松（Dexamethasone）等。

飲食清淡

養成健康的飲食習慣，不吃油炸食品，不吃生冷或含碘較多的食物，不吃多脂及辛辣刺激食物。少吃糖果甜食，忌飲酒吸煙，多吃新鮮蔬菜和水果，多喝水，少喝碳酸飲料。

情緒穩定

因多毛症有礙外觀，多數患者處於生理、心理發育過程中，心理承受能力較差，易產生急躁、自卑心理。應建立良好心態、保證充足睡眠、保持愉快心情、積極參加鍛煉等，以消除緊張情緒，緩解心理壓力。

積極治療原發病

對於多毛症，從治本角度入手，首要找出發病原因，即查出原發病，積極治療引起多毛的原發病是根本治療方法。例如皮質醇增多症（Hypercortisolism）、多囊卵巢疾病、泌乳素瘤（Prolactinoma）等。

參考文獻:

1   楊淑霞、朱學駿:〈與美容相關常見皮膚病的防治〉,《中國臨床醫生》,2003,
    31(9),頁 21~23。

2   李柄如、佘運初:〈補腎藥對下丘腦—垂體—性腺軸功能的影響〉,《中醫雜
    誌》,1984,25(7),頁 63~65。

3   高玉貴、王靈芝、唐冀雪:〈丹參酮的性激素樣活性〉,《中國醫學科學院學
    報》,1980,2(3),頁 189~192。

4   郭洪祝、李家實:〈南方菟絲子化學成分研究〉,《北京中醫藥大學學報》,
    2000,23(3),頁 20~23。

第九章　脫髮

一、認識脫髮

甚麼是脫髮？

　　脫髮是指毛髮的脆性增加和脫落，和頭髮異常或過度脫落；患者感覺明顯、數量較多的頭髮脫落，致使頭髮呈彌漫性或局限性變稀或光禿，有時可伴有眉毛或睫毛等脫落。臨床常見有斑禿和脂溢性脫髮兩種。斑禿又稱圓形脫髮，是一種驟然發生的斑狀脫髮，輕者脫髮呈片狀，重者可全禿或普禿。脂溢性脫髮，則多見於青壯年男性，主要表現為頭部額顳區及頂部的漸進性脫髮。

　　本病雖然不會直接危害生命，但嚴重影響了外表美觀。尤其在今時今日，工作壓力、生活壓力日漸增加，脫髮的發病率越來越高。中國男性脫髮發病率正不斷提高，並出現年輕化趨勢，60% 的男性在 25 歲前就開始脫髮，在 30 歲前開始脫髮的比例也近 84%。男性脫髮的發病率較 20 年前增加了近 10 倍以上。因此，隨着人們對生活品質要求不斷提高，這種有礙美觀的疾病給患者帶來極大的精神痛苦，越來越引起重視。

正常人每天掉多少根頭髮？

正常脫落的頭髮是處於退行期及休止期的毛髮，由於進入退行期與新進入生長期的毛髮不斷處於動態平衡，故頭髮能維持正常數量，以上就是正常的生理性脫髮。

正常人每天要脫落 50~75 根頭髮，因為毛髮生長具有週期性，即可分為生長期、退行期及休止期。處於生長期的毛髮約佔全部毛髮的 85%，此期間頭髮每天增長 0.27~0.4 毫米，毛髮的生長期為 2~6 年。進入退行期以後，毛囊下部包括生髮部分的毛球開始萎縮，毛髮不再增長且變得鬆動易脫落，處於退行期的毛髮約佔 1%。休止期時，毛囊下部完全萎縮，毛髮脫落，處於休止期的毛髮約佔 14%，休止期持續 3~6 個月，而後毛囊會進入生長期，又有新髮長出。正常成年人頭皮上約有 10 萬個毛囊，每個人頭髮平均的總量為 10 萬根，平均每平方厘米內約 150 根；不同部位有密、有疏，每個人的頭髮多少不等，種族和地域上也有差異。也有人認為，每天掉 80~100 根頭髮為正常，秋天即使超過 100 根也屬正常。

但若超過三個月連續每天脫髮 100 根，或者晨起時發現枕頭上有脫髮 50 根以上，且梳頭時脫髮較多，特別是看到掉下來的頭髮，髮梢與髮根粗細相同，根部還有小白點，這說明頭髮在掉下來時還很健康，要警覺有可能出現病理性脫髮。

斑禿與脂溢性脫髮的區別

脫髮主要分兩種類型，一種是脂溢性脫髮，佔全部脫髮病人的 70% 左右；另一種是斑禿，佔脫髮病人的 29% 左右；而其他原因引起的脫髮僅佔 1% 左右。

1. **斑禿**：相當於神經性脫髮，是一種驟然發生的斑狀脫髮，發病原因與自身免疫情況、遺傳及精神因素有關，特別是由精神壓力過度導致的更值得關注。根據脫髮面積的大小，可分為斑禿（頭皮或眉毛、鬍鬚等毛髮部位有圓形或橢圓形的成片毛髮脫落，境界明顯）、全禿（大部分頭皮成為脫髮片塊）和普禿（頭皮脫髮，以及眉毛、鬍鬚、腋毛、耳毛等均脫落）。這種病的特點是進展快速，只要幾個月、幾天甚至一夜之間就可達到全禿。

2. **脂溢性脫髮**：主要表現為頭部額顳區及頂部的漸進性脫髮，發病原因複雜，一般認為是一種多基因遺傳性疾病，也與頭皮毛囊局部雄激素代謝異常有關，故也稱為"雄激素源性脫髮"。主要發生於男性青年，但近年來女性患者人數有增加趨勢。多在 20~30 歲開始發生，表現為毛髮逐漸稀疏和脫落，男性多從前額兩側開始，逐漸向頭頂延伸。而且，由於皮脂分泌旺盛，部分人頭髮油膩，長期發展下去則毛髮會變得乾枯而無光澤，常伴有頭屑增多，頭皮常常油膩，痕癢感明顯。

脱髮有哪些發病原因？

1. 內分泌失調

現代醫學證實，脂溢性脱髮者，其雄激素大都較多，這主要是睾丸分泌的雄激素進入血液循環後，到達頭皮經轉化作用，形成毒性物質刺激毛囊，毛囊能量代謝和蛋白質代謝發生障礙，致使頭髮脱落。又如女性產後、更年期、口服避孕藥等情況，在一定時期內會造成雌激素不足而引起脱髮。甲狀腺功能低下或者亢進、垂體功能減退、甲狀旁腺功能減退、腎上腺腫瘤等，均可導致頭髮脱落。

2. 遺傳因素

脂溢性脱髮的遺傳基因在男性呈顯性遺傳，致病因子可由上一代直接遺傳給下一代，故男性脂溢性脱髮者多見。在遺傳中，對女性則呈隱性遺傳，這是脱髮患者男多於女的原因之一。脱髮患者有家族史者佔 20%。

3. 精神因素

長期精神緊張、憂鬱、恐懼或嚴重失眠等，均能使神經功能紊亂。在精神壓力的作用下，人體立毛肌收縮，頭髮直立，頭皮組織肌肉層收縮引起充血，血流量不暢，並使為毛囊輸送養分的毛細血管收縮，造成局部血液循環障礙。由此，造成頭髮生態改變和營養不良，從而導致毛髮生長功能受抑制，毛髮進入休止期而出現脫髮。此類脫髮的患者，毛髮整體稀疏，脫髮發展時間隨着精神壓力的輕重而定。

4. 生活習慣

主要是晚睡與嗜食油膩。愛熬夜，結果導致內分泌失調，體內大量分泌雄激素，令頭部油脂分泌增多，油脂中含有的不飽和脂肪酸會破壞毛囊，使毛囊漸進性萎縮，頭髮易拔出或脫落。愛吃肉，飲食不當及脂肪代謝紊亂，大量產生膽固醇時，可使皮脂過多，影響毛囊血液供應，阻礙頭髮正常生長而致頭髮脫落。

5. 頭髮受損

長期使用染髮劑，可在 2~20 年中出現脫髮現象。經常使用電風筒、火鉗、電熱器燙髮，也會造成脫髮。

6. 營養不良

由於慢性疾病、大型手術、身體創傷、失血，或者飲食不均衡、短時間內大幅度減重等，均可造成營養不良而致脫髮。毛髮是身體狀況的外在表現，機體營養不良和新陳代謝異常，可引起髮質和髮色改變；嚴重營養不良甚至會導致彌漫性脫髮。

中醫對脫髮的認識

對於脫髮的認識，中醫有兩個經典名言，一是"**髮為血之**

餘"。通俗來説就是全身氣血旺盛,多餘的血才能用來養髮,如果因各種原因導致氣血不足,不能供養頭髮的生長,就會出現脱髮;或者雖然氣血充足,但因髮根、毛囊局部有濕熱瘀血阻滯,影響了血液供養頭髮,則也會出現毛髮脱而不生。**二是"腎者,其華在髮"。**"華",有榮華外露之意,頭髮的營養,如上所述,雖然來源於血,但頭髮的生機根源於腎氣。因為腎藏精,精能化血,精血旺盛,則毛髮壯而潤澤,體內腎氣的外部表現可從毛髮上顯露出來:青壯年腎氣充盛的人,頭髮茂密光澤;年老體弱,腎氣虛弱的人,毛髮往往容易枯槁脱落。而未老先衰,頭髮枯萎,早脱早白者,與腎中精氣不足和血虛密切相關。

脱髮是內在疾病的外在表現之一,病因很多,變化多端,虛實夾雜,大多數是肝腎陰虛、氣血不足,或濕熱內蘊、氣滯血瘀等。經過現代中醫學家的不斷探索和總結,脱髮的病因病機在內涵上有了新的擴展和延伸,斑禿和脂溢性脱髮的病因病機側重點有所不同。

1. 斑禿,又稱"油風",因其頭髮突然成片脱落,頭皮光亮而名。其局部皮膚正常,無明顯自覺症狀,可發生於任何年齡和性別,但多見於青年人,發病與恐懼、勞累、緊張、失眠等有關。其基本病因病機包括三種:一是,情志不遂,五志化火,化燥傷陰,陰血不足,致使毛髮失於濡養而突然脱落;二是,情志內傷,氣機逆亂,氣滯血瘀,或跌仆損傷,瘀血阻絡,均致血流不暢,不能上奉於腦,清竅失養,毛髮失榮而脱落;三是,久病及產後氣血兩虛或肝腎不足，精血虧虛，毛髮失去精血滋養，毛根空虛而髮脫落。

2. **脂溢性脫髮**，又稱"蛀髮癬"，是一種伴有皮脂溢出的頭頂部禿髮性疾病。頭部皮脂溢出過度或頭屑多，頭頂部毛髮逐漸細軟、脫落。於青壯年多發，男性多見。其基本病因病機包括三種：一是，平素血熱之體，復感風邪，或過食辛辣，或五志化火，耗血傷陰、化燥，致使陰血不能上奉頭頂，榮養毛髮，毛根乾涸，故髮焦脫落；二是，飲食失節，過食肥甘厚味，損傷脾胃，積濕生熱，致使濕熱上蒸頭頂，侵蝕髮根，堵塞毛孔，精血難以榮養毛髮而脫落。三是，過度思慮用腦，耗陰傷血，久之勞傷肝腎，肝腎精血不足，不能榮養毛髮，毛根失養，頭髮脫落致禿。

綜上所述，脫髮的產生常與飲食不節、脾胃受損有關；或與情志不暢、肝失疏泄有關；亦與久病體虛、思慮太過、氣血不足、肝腎虧虛有關；還與血熱受風有關。病變與五臟功能失調均有關聯，病理性質有虛證、實證，或虛實夾雜證，需要分清不同證型，辨證論治。

二、脫髮的診斷

1. 斑禿

i) 起病突然，多在無意中發現。

ii) 頭髮突然成片脫落，可見圓形或不規則形脫髮斑，數目不等，大小不一，邊界清楚，脫髮區皮膚光滑而明亮。邊緣的頭髮鬆動，易拔出，可見髮根近端萎縮，呈上粗下細的感嘆號模樣。嚴重者頭髮全部脫落，更甚者全身毛髮（頭髮、眉毛、鬍鬚、腋毛、陰毛、毳毛）皆脫落。

iii) 一般無自覺症狀，偶有頭皮輕度麻、癢感。

iv) 斑禿有自癒傾向，但易復發。

2. 脂溢性脫髮

i) 主要發生於 20~30 歲男性，女性少見，多有家族史。

ii) 從前額兩側開始頭髮變得纖細而稀疏，逐漸向頭頂延伸；或從頭頂開始頭髮脫落，出現禿髮。女性症狀較輕，頭頂毛髮稀疏，但不會完全脫落，伴頭皮油膩或頭屑多。

iii) 可有不同程度的痕癢。

iv) 病程大多緩慢，脫髮的速度、程度因人而異，可在數年內達到老年脫髮程度，多為永久性脫髮。

另外，脂溢性脫髮常呈"M"型和"O"型。"M"型即脫髮常以前額兩側開始，逐漸向頭頂延伸；"O"型則脫髮從頭頂開始，向四周擴散，擴展至前額，也叫"地中海"式。脂溢性脫髮臨床一般分兩種：一種是油性，以頭皮脂溢分泌增強，頭油多，並伴有明顯脫髮為主要症狀表現；一種是乾性。也有部分禿髮者頭皮脂溢並不明顯，頭油也不多，而是以乾燥脫屑、痕癢脫髮為主要症狀。

三、脫髮的治療

辨證分型論治

辨證施治是根據脫髮患者的不同體質，脫髮的不同類型，引起脫髮的原因，以及脫髮的臨床症狀等綜合辨證，整體治療的方法，是中醫藥治療脫髮的主要方法之一。

1. 血熱風燥型

【症狀】頭髮乾枯、略有焦黃、稀疏脫落，伴頭皮白屑多、瘙癢、舌質紅、苔薄黃、脈細數。

【治法】涼血消風，潤燥生髮。

【方藥】涼血消風散加減：生地 20 克，當歸 15 克，荊芥 10 克，蟬衣 6 克，苦參 10 克，白蒺藜 10 克，知母 10 克，生石膏 30 克，生甘草 10 克。

【加減】血分熱甚、五心煩熱、舌紅或絳者，加赤芍、丹皮；風熱偏盛、頭皮潮紅、頭屑多者，加桑葉、菊花；頭髮焦黃乾枯者，加桑椹子、何首烏。

2. 肝腎不足型

【症狀】病程較長，頭頂、前髮際頭髮稀少或脫光，脫髮處頭皮光亮，伴頭昏、耳鳴、眼花、腰膝酸軟、舌質淡紅、少苔、脈沉細。

【治法】滋補肝腎，養血生髮。

【方藥】七寶美髯丹合二至丸加減：何首烏 15 克，淮牛膝 15 克，補骨脂 10 克，茯苓 10 克，菟絲子 15 克，當歸 15 克，枸杞 10 克，女貞子 10 克，旱蓮草 15 克。

【加減】腰膝酸軟、頭暈耳鳴者，加桑寄生、杜仲、續斷；潮熱、盜汗明顯者，加知母、黃柏。

3. 氣血兩虛型

【症狀】多在病後或產後發病，頭髮呈斑片狀脫落，漸進性加重，毛髮枯槁、觸摸易脫，伴面色不華、心悸失眠、氣短懶言、倦怠乏力、舌質淡、脈細弱。

【治法】益氣補血生髮。

【方藥】八珍湯加味：黨參 15 克，炒白朮 15 克，茯苓 15 克，甘草 10 克，當歸 15 克，白芍 10 克，熟地 15 克，川芎 10 克，白芷 10 克。

【加減】心悸失眠者，加五味子、百合、柏子仁；毛髮乾枯者，加何首烏、黃精、桑椹子；倦怠乏力明顯者，加黃芪。

4. 氣滯血瘀型

【症狀】病程較長，常有精神因素或外傷史，脫髮處頭皮刺痛伴胸脅脹滿，失眠多夢，舌質暗，有瘀點、瘀斑，脈弦細或細澀。

【治法】通竅活血生髮。

【方藥】通竅活血湯加減：赤芍 10 克，川芎 10 克，桃仁 10

克，紅花 10 克，羌活 10 克，丹參 15 克，雞血藤 15 克，首烏藤 15 克，薄荷根 6 克，生薑 5 克。

【加減】頭痛明顯者，加白芷；胸脅脹痛者，加枳殼、香附；失眠多夢者，加珍珠母、靈磁石、炒棗仁。

5. 脾胃濕熱型

【症狀】恣食肥甘厚味、嗜酒，頭髮細軟、稀疏、油亮、狀如塗油，甚則數根毛髮黏在一起，伴頭皮鱗屑油膩、痕癢、舌質紅、苔黃膩、脈滑數。

【治法】健脾清熱，祛濕生髮。

【方藥】**祛濕健髮湯**加減：炒白朮 20 克，澤瀉 10 克，豬苓 10 克，茯苓 10 克，萆薢 10 克，車前子 15 克，川芎 10 克，首烏藤 15 克。

【加減】頭髮油膩甚者，加赤茯苓、生山楂；痕癢甚者，加側柏葉、苦參、白鮮皮；舌質暗、有瘀斑者，加丹參、桃仁、紅花。

中成藥辨治

脫髮的治療方法多樣，在辨證分型論治的基礎上，還可選用中成藥。作為湯劑的替代或補充治療，有療效穩定、服用方便、便於攜帶等特點。臨床治療脫髮的中成藥種類頗多，有偏補益的養血生髮膠囊、七寶美髯顆粒、活力蘇口服液、首烏天麻丸等；有偏於舒肝理氣的加味逍遙丸；亦有偏於祛濕健脾清熱的龍膽瀉肝丸等，可根據不同的臨床辨證、辨病加以選擇運用。

養血生髮膠囊

【組成】熟地、當歸、羌活、木瓜、川芎、白芍、菟絲子、天麻、製何首烏。

【功效】養血補腎，祛風生髮。

【適應症】斑禿、全禿、脂溢性脫髮、頭皮發癢、頭屑多、油脂多與病後、產後脫髮。

七寶美髯顆粒

【組成】製何首烏、當歸、補骨脂（黑芝麻炒）、枸杞子（酒蒸）、菟絲子（炒）、茯苓、牛膝（酒蒸）。

【功效】滋補肝腎。

【適應症】肝腎不足、頭髮漸脫、鬢髮早白、遺精早洩、頭眩耳鳴、腰酸背痛。

活力蘇口服液

【組成】製何首烏、枸杞子、黃精（製）、黃芪、淫羊藿、丹參。

【功效】益氣補血，滋養肝腎。

【適應症】脫髮或頭髮早白，屬氣血不足、肝腎虧虛者，常伴有年老體弱、精神萎靡、失眠健忘、眼花耳聾等。

首烏天麻丸

【組成】何首烏、天麻、墨旱蓮、當歸、丹參、生地黃、熟地黃、黑芝麻。

【功效】補益肝腎，調經養血。

【適應症】用於肝腎不足、經血虧損引起的各種脫髮。

龍膽瀉肝丸

【組成】生山梔、茅根、黃芩、黃柏、苦參、枇杷葉、茵陳、白花蛇舌草、生山楂、車前草、白鮮皮、白蒺藜、川芎、地龍。

【功效】祛濕健脾，清熱生髮。

【適應症】對脾虛生濕型脂溢性脫髮療效較好。

烏黑生髮丸

【組成】何首烏、黑芝麻、熟地黃、生地黃、玄參、麥冬、墨旱蓮、川芎、當歸、菊花。

【功效】涼血祛風，理氣活血。

【適應症】用於頭髮乾枯、略有焦黃、稀疏脫落，伴頭皮白屑多、痕癢、舌質紅等風盛血熱型脫髮。

加味逍遙散

【組成】醋柴胡、赤芍、白芍、青皮、陳皮、川芎、地龍、丹參、鬼箭羽、桃仁、紅花、當歸、白芷、夜交藤、合歡皮。

【功效】疏肝解鬱通絡。

【適應症】用於脫髮並伴有情志抑鬱、焦慮、失眠、脅痛、喜嘆息等氣血經絡失和之脫髮。

常用中草藥

中醫藥治療脫髮通常以何首烏、枸杞、菟絲子、山茱萸、墨旱蓮、牛膝等補肝益腎填精；以梔子、黃柏、黃芩、苦參、茵陳、金銀花、夏枯草等清利濕熱；以蒼朮、白朮、澤瀉、豬苓、茯苓、黨參、黃芪、甘草等健脾滲濕；以白芍、熟地黃、女貞子、生地黃、玄參等滋陰養血；以當歸、桃仁、紅花、赤芍、牡丹皮、川芎、雞血藤、丹參等補血活血化瘀；以柴胡、香附、鬱金、枳殼等藥疏肝解鬱；以白鮮皮、天麻袪風止癢。以下結合現代藥理研究，將近 10 年在治療脫髮有關文獻中使用頻率高的前 10 味藥物，簡單介紹 [1]，臨床可在辨證基礎上酌情選用。

當歸

【性味歸經】味甘、辛，性溫。歸心、脾經。

【功效】補血活血，調經止痛，潤腸通便。

【現代藥理研究】有提高免疫力、改善血液循環、保肝、抗氧化、抗炎等功能。

何首烏

【性味歸經】味苦、甘、澀，性微溫。歸肝、腎經。

【功效】補肝腎，益精血，強筋骨，烏髮，安神止汗。

【現代藥理研究】有促進人體淋巴細胞轉化、降低膽固醇、抗動脈硬化和解毒等作用。

川芎

【性味歸經】味辛、微苦，性溫。歸肝、膽、心包經。

【功效】活血止痛，補血調經，潤腸通便。

【現代藥理研究】提高免疫力，促進造血功能，抑制血小板聚集，抗血栓形成。

熟地黃

【性味歸經】味甘，微溫。歸肝、腎經。

【功效】養血滋陰，補精益髓。

【現代藥理研究】抗炎、調節免疫、抗衰老、促進血管內皮細胞增殖。

菟絲子

【性味歸經】味甘，性溫。歸腎、肝、脾經。

【功效】滋補肝腎，固經縮尿，明目止瀉。

【現代藥理研究】清除體內氧自由基而抗衰老，抗腦缺血，調節免疫。菟絲子黃酮可促進機體內源性雌激素產生。

丹參

【**性味歸經**】味苦，微寒。歸心、心包、肝經。

【**功效**】活血祛瘀，涼血消癰，養血安神。

【**現代藥理研究**】抗菌消炎，抗氧化，清除氧自由基，有類似雌激素的作用。

墨旱蓮

【**性味歸經**】味甘、酸，性寒。歸肝、腎經。

【**功效**】滋陰益腎，涼血止血。

【**現代藥理研究**】調節免疫、抗炎、抗氧化、促進黑色素合成等。

枸杞子

【**性味歸經**】味甘，性平。歸肝、腎、肺經。

【**功效**】滋腎補肝明目，養血安神。

【**現代藥理研究**】提高造血功能、調節免疫、抗炎、抗衰老、提高生殖功能。

女貞子

【**性味歸經**】味甘、苦，性涼。歸肝、腎經。

【**功效**】補益肝腎，明目，清虛熱。

【**現代藥理研究**】有性激素雙向調節作用，有抗炎、抗菌、抗氧化、調節免疫、促進造血、抗凝等作用。

白芍

【性味歸經】味苦、酸、甘，性微寒。歸肝、脾經。

【功效】平抑肝陽，柔肝止痛，斂陰養血。

【現代藥理研究】調節免疫、抗炎、保肝、抗應激、抗病原微生物等。

針刺治療

針刺療法以經絡、臟腑學說為基礎，通過對腧穴、經絡的針刺刺激，以達到內調臟腑、外通毛竅、促進毛髮生長，是外治治療脫髮的常用有效方法之一。

1. 體針

取穴：百會、四神聰、頭維（雙）、生髮穴（風池與風府連線中點，雙側）、翳風。根據辨證及患者體質採用補或瀉手法。每次留針 20 分鐘，或加用適量電流刺激，每天 1 次或隔天 1 次，10 次為一療程。

2. 耳針

取穴：肺、腎、肝、交感、內分泌等穴，針刺或採用壓豆法，隔天 1 次。

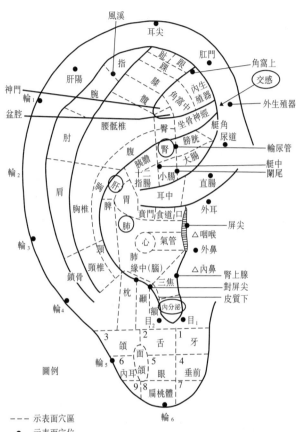

3. 頭三針

　　取 2 個固定穴：防老（百會穴後 1 吋）、健腦穴（風池穴下 5 分）；1 個機動穴：上星穴（油脂分泌多者取之），頭皮痕癢者加大椎穴。防老穴針刺斜向前方，針柄須緊貼患者頭皮，進針 1 分，留針 15~30 分鐘，每天或隔天 1 次，10 次為一療程。

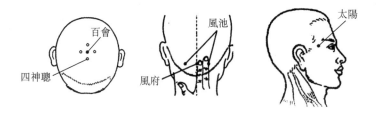

按摩療法

1. 百會穴

　　百會穴位於人頭頂部的正中心（兩耳角連線的中點）。脫髮患者經常按摩百會穴，可起通暢百脈、調和氣血、擴張頭部血管、改善頭部血液循環的功效。

　　按摩方法：患者用右手拇指的指尖點按百會穴，可每天點按1次，每次點按5分鐘。點按時的力度要適中，強度以不感覺疼痛和眩暈為宜。

2. 風府穴

　　風府穴位於後髮際正中直上1吋，枕外隆突下方的凹陷中。脫髮患者經常按摩風府穴，可起調和氣血、擴張頭部血管的作用。

　　按摩方法：患者用右手拇指的指尖點揉風府穴，可每天點揉1次，每次點揉5分鐘。點揉時的力度要適中，強度以不感覺疼痛為宜。

3. 風池穴

風池穴位於胸鎖乳突肌與斜方肌之間。脫髮患者經常按摩風池穴，可起疏散風邪、緩解局部肌肉痙攣的作用。按摩風池穴的方法與按摩風府穴的方法相同。

4. 太陽穴

太陽穴在耳廓前面，前額兩側，外眼角延長線的上方。脫髮患者經常按摩太陽穴，可起祛散風寒、解除頭腦緊張感、促進頭部血液循環的作用。

按摩方法：患者用雙手中指的指尖按揉同側的太陽穴，按揉時的手法可由輕至重，每天按揉 1 次，每次按揉 5 分鐘。

5. 四神聰穴

四神聰穴位於百會穴前、後、左、右各 1 吋處，共有四穴。脫髮患者經常按摩四神聰穴，可起祛風邪、活氣血、健腦寧神的功效。

按摩方法：患者可用雙手食指的指腹按揉四神聰穴，先按揉左、右的四神聰穴，再按揉前、後的四神聰穴，可每天按揉 1 次，每個神聰揉 5 分鐘。

中藥酊劑外擦

中藥對脫髮的外治，主要是將中藥製成生髮的酊劑，使藥物直接作用於患處。對局部起一定刺激作用，從而促進局部皮膚的血液循環，改善毛髮營養，促進毛髮生長和藥物吸收。經過透皮吸收，亦可產生全身作用。一般最初效果表現為固髮，即停止脫髮或減少脫髮；隨後出現生髮、長髮，即先生出毳毛一般的髮，再逐漸變為終毛，或毳毛一般的髮逐漸變黑、粗、硬、長。另對頭皮痕癢、頭屑及皮脂過多都有不同程度的治療作用。

何氏[2]用何首烏、補骨脂、黃芪、桑葉各 24 克，地膚子、丹參各 20 克，薄荷 40 克，加入椰油脂肪酸二乙醇醯胺（Coconut Diethanolamide）、羊毛脂、16~18 醇（Cetearyl Alcohol）、12 醇（Dodecanol）、丙三醇（Glycerol）、絡合劑、護髮劑、乳化劑、香精等製成養髮生髮劑。經臨床使用 224 例，總有效率達 83.9%。

常用食療方
龜板酒

【材料】取龜板、黃芪各 30 克，當歸 40 克，生地、茯神、熟地、黨參、白朮、麥冬、陳皮、山萸肉、枸杞、川芎、防風各 15 克，五味子、肉桂、羌活各 10 克，白酒 2.5 公升。

【製法】將藥研成粗末，裝入紗布袋中。將藥袋放入白酒中浸泡一週後即可飲用。

【用法】可每天飲用 3 次，每次飲用 25~50 毫升，連續飲用 1 年為一療程。具有補益氣血，調節陰陽，生髮榮膚的功效。

核桃芝麻粥

【材料】取核桃仁、黑芝麻各 30 克，粳米 100 克。

【製法】先將核桃仁、芝麻一起研成細末備用。將粳米入鍋加適量的清水煮粥，待米將熟時加入核桃仁、芝麻，再煮片刻即成。

【用法】可隨意服用。此方具有補腎、養血、榮髮的功效，尤其適合伴有腎虛症狀的脱髮患者使用。

首烏山藥羊肉湯

【材料】取首烏 30 克，山藥 100 克，生薑 9 克，羊肉 500 克，精鹽、桂皮等調味品各適量。

【製法】將首烏、山藥、生薑裝入紗布袋中。將羊肉切成小塊。將羊肉塊，先將開水汆去羊肉腥味，再將藥袋及桂皮、精鹽等調味品一起入鍋，加適量的清水用文火燉煮，煮至肉熟後去掉藥包即成。

【用法】可吃肉喝湯，每天或隔天吃一次。此方具有溫陽養血的功效，尤其適合伴有陽虛血虛症狀的脱髮患者使用。

黑芝麻拌紅糖

【材料】取黑芝麻 200 克，紅糖適量。

【製法】將黑芝麻炒出香味後拌入紅糖即成。

【用法】可每天吃（嚼服）2 次，每次吃 2 湯匙。具有補腎、養血、榮髮的功效，尤其適合伴有血虛症狀的脱髮患者使用。

花生衣紅棗湯

【材料】花生米 100 克，紅棗 10 枚。

【製法】將花生米 100 克溫水中泡後，取花生衣與紅棗 10 枚同放入鍋內，用泡花生米的水，小火煎煮約半小時，加入適量紅糖即成。

【用法】每天飲 3 次，飲湯食棗。有養血補血生髮之效，適於身體虛弱者的脫髮。

首烏炒肝片

【材料】何首烏 60 克，枸杞子 15 克，生豬肝 200 克，黃瓜 200 克，油、鹽、味精適量。

【製法】將何首烏粉碎為粉末，加 300 克水熬至約 100 克的濃汁，放入豬肝片泡 2~4 小時；黃瓜切片。鍋內放油至五六成熟時，放入肝片過油，下蔥、薑末爆香出味，倒入黃瓜片、鹽、味精、少許首烏濃汁、豬肝片、發好的枸杞子，快速翻炒 3~5 分鐘即成。

【用法】日常菜。每週宜服用 2~3 次。有補肝、益精、養腎之功。對頭髮乾枯、早白、早脫均有效。

西醫治療

1. 局部治療

i) 使用 2%~4% 米諾地爾（Minoxidil）溶液外塗頭皮，每天 2 次，可減少頭髮脫落及刺激頂部新髮。

ii) 皮脂溢出者使用硫磺軟皂或希爾生溶液（二硫化硒洗劑，Selenium Sulfide Lotion）洗頭，可以減少皮脂溢出。

iii）局部封閉治療，用於治療斑禿。皮下注射皮質類固醇，如潑尼松龍（Prednisolone）注射液和 2% 利多卡因（Lidocaine）注射液，以 1：1 比例混合後分點注射，每點 0.1 毫升，每週 1 次，6 次為一療程。

iv）液氮冷凍，用於治療斑禿。採用噴霧或棉花棒塗搽，局部出現薄霜，幾分鐘後，重複 2~3 次，使局部發紅，不起水皰為宜，每週 1 次，4 次為一療程。

v）氦氖鐳射照射，用於治療斑禿。光斑照射在脫髮部位，每次 10 分鐘，隔天 1 次，10 次為一療程。

2. 全身治療

i）胱氨酸（Cystine）50 毫克，每天 3 次，可同時服用 10 毫克維他命 B6，每天 3 次。

ii）非那雄胺（Finasteride）1 毫克，每天 1 次，需連續服用 3 個月以上。適用於男性。

3. 毛髮移植

可採用小片毛髮自體移植，適用於具有適當部位供植髮的男性患者。

四、日常養護

不要亂用補腎藥

很多人，尤其是男性一出現脫髮的症狀，就認為是腎虛引起的，於是盲目地買一些補腎藥服用。其實引起脫髮的原因很多，腎虛只是其中之一，而且腎虛在中醫裏又分為腎陰虛和腎陽虛等多種情況。此外，脫髮患者亂吃補腎藥很容易引起不良反應，甚至加重脫髮症狀。所以，脫髮患者需要請中醫師進行辨證後方能用藥治療。

不要隨意增減洗髮次數

一些脂溢性脫髮患者認為，自己脫髮是由於頭皮分泌油脂過多導致，因此頻繁地洗頭，以清洗頭皮中過多的油脂。反之，有一些脫髮患者害怕洗頭會損傷髮根，加重脫髮症狀，因此長時間不洗頭。其實，這兩種做法都是錯誤的，因為洗頭太頻繁會影響毛囊功能，而太久不洗頭則會使頭皮內滋生糠秕孢子菌（Pityrosporum Folliculitis）等細菌，從而加重脫髮症狀。對於包括脂溢性脫髮在內的所有脫髮患者來說，一般在冬天每 3~4 天洗一次頭，在夏天每 2~3 天洗一次頭即可。應避免使用脫脂性強或鹼性的洗髮劑，因為這些洗髮劑容易使頭髮變得乾燥或引起頭皮壞死，影響頭髮生長。

不要隨意在患處塗抹蒜葱薑汁

目前,臨床上確有通過塗抹薑汁、蒜汁等刺激性物質治療脫髮的方法,但這種療法需要在醫生指導下進行,而且對所用的含刺激性成分的物質有限定,患者如果自行在脫髮處塗抹蒜汁、薑汁等刺激性物質,很容易損傷頭皮,甚至引起頭皮發炎,加重脫髮症狀。

不要使用電風筒或燙髮、染髮

電風筒吹出的熱風其瞬間溫度可達攝氏 100℃,這會破壞頭皮毛囊組織,影響頭髮生長。而燙髮、染髮對頭髮損傷則更大。因此,脫髮患者在平時盡量不要使用電風筒吹頭髮。症狀較輕的脫髮患者可每年染、燙髮各一次,症狀較重者不可染髮、燙髮。

防止便秘

膳食纖維的攝入量不足會影響腸道蠕動,引發便秘。而一旦發生便秘,糞便中的毒素就會被血液吸收,影響血液對頭髮的營養供給,對頭髮造成損害,引起脫髮。因此,平時要多吃穀物、水果等高膳纖維的食物,預防便秘。

飲食生活注意事項

人的頭髮主要由膠原蛋白質以及胱氨酸為主的多種氨基酸與角質纖維組成,同時有多種維他命、黑色素、微量元素參與,如果缺少任何一種物質，都有可能使頭髮變得乾燥、生脆、易脫。因此要補充優質蛋白，多吃大豆、黑芝麻、玉米、牛奶、排骨等，補充富含維他命的食物，要多吃有助軟化頭皮的食物，如黃豆、黑豆、蛋類、禽類、牙帶魚、蝦、熟花生、菠菜、鯉魚、香蕉、胡蘿蔔、馬鈴薯等食物。

少吃辛辣、油膩及含大量添加劑、色素、防腐劑的食物。辣椒、肉類等有刺激性或油膩的食物，會刺激毛囊分泌過多油脂，容易引起脂溢性皮炎和毛囊炎。而含有大量添加劑、色素、防腐劑的食物則會直接導致頭髮脫落。因此，脫髮患者應少吃上述食物。

戒煙限酒。煙草中的有毒成分會使頭皮上的毛細血管收縮，影響頭部血液循環，使頭皮和頭髮的給養受阻，影響頭皮與頭髮細胞組織的正常生長和代謝，導致脫髮。酒類中白酒的酒精濃度較高，若經常大量飲用白酒，會使酒中的濕熱之氣上蒸，引起脫髮。因此，要少飲白酒，即使是酒精濃度相對較低的啤酒和葡萄酒也應限量飲用。

最後，要特別強調，應避免長期精神壓抑。長期精神壓抑很容易使人焦慮不安，導致脫髮。而且精神壓抑的程度越嚴重，脫髮的速度就越快。而且，要保證充足的睡眠。充足的睡眠可以促進皮膚及毛髮正常的新陳代謝，而因為代謝期主要在晚上，特別是晚上 10 時到凌晨 2 時之間，所以這一段時間睡眠充足，就可以使毛髮有正常的新陳代謝。反之，若毛髮的代謝及營養失去平衡，就會導致脫髮。所以，不論工作有多緊張，要盡量保持睡眠的時間與品質，使大腦皮層的血液循環得到適時的調節。

參考文獻：

1. 沈璐、陳科力：〈中醫藥治療脫髮的研究與分析〉，《中南民族大學學報》（自然科學版），2011，30(1)，頁 42~45。

2. 何斌、黃丹燕：〈養髮生髮劑的製備與臨床應用〉，《武漢醫藥導報》，2007，26(7)，頁 791。

第四部分

體形 病症

第十章　肥胖症

一、認識肥胖症

甚麼是肥胖症？

肥胖是近幾十年來人們普遍關注的話題，它直接影響人的形象、氣質，以及自信心。那怎樣才算肥胖呢？

據醫學專業表述，肥胖是指構成身體的組成成分中，脂肪蓄積過度，超過標準體重 20% 的病理狀態；或者說，肥胖是指由於能量攝入超過消耗，導致體內脂肪積聚過多而造成的疾病。肥胖給人的感官特徵是：身材外型顯得矮胖、渾圓，臉部上窄下寬、雙下頦、頸粗短、向後仰頭枕部皮褶明顯增厚、胸圓、肋間隙不顯、雙乳因皮下脂肪厚而增大。站立時，腹部向前凸出而高於胸部平面、臍孔深凹。短時間明顯肥胖者，在下腹部兩側、雙大腿和上臂內側上部和臀部外側可見紫紋或白紋。兒童肥胖者外生殖器埋於會陰皮下脂肪中，而使陰莖顯得細小而短。手指、足趾粗短，手背因脂肪增厚而使掌指關節突出處皮膚凹陷，骨突不明顯。

　　當然，從外形來判斷不夠科學與準確，所以，臨床一般要用計算方法來界定是否肥胖，以及肥胖的嚴重程度為何。

人的標準體重怎麼計算？

1. 標準體重（Ideal Body Weight, IBW）

　　計算方法一：

　　標準體重（男性）＝（身高厘米 −100）× 0.9（公斤）；

　　標準體重（女性）＝（身高厘米 −100）× 0.9（公斤）−2.5（公斤）

　　正常體重：標準體重 ±（多少）10%。

　　超重：超過標準體重在 10% 與 20% 之間。

　　輕度肥胖：超過標準體重在 20% 與 30% 之間。

　　中度肥胖：超過標準體重在 30% 與 50% 之間。

　　重度肥胖：超過標準體重 50% 以上。

　　計算方法二：

　　標準體重（男性）＝（身高厘米 −80）× 70%；

　　標準體重（女性）＝（身高厘米 −70）× 60%

　　正常體重：標準體重 ±10%。

　　體重過重：標準體重 +10%~20%。

　　肥胖：標準體重 + 20% 以上。

　　以上只是一個粗略的計算方法，而且對於兒童、老年人，或者身高過於矮小等特殊身材的人士並不適用。由於肥胖症的定義在不斷變化，目前肥胖症最常用的，是測定體內脂肪含量的方法，即身體質量指數（Body Mass Index, BMI）計算法。由於 BMI 計算的是身體脂肪的比例，這比單純以體重來認定，更具準確性。

2. 身體質量指數（Body Mass Index, BMI）

BMI 指數（簡稱體質指數，又稱體重指數），是用體重公斤數除以身高米數的平方而得出的數字，是目前國際上常用的衡量人體胖瘦程度，以及是否健康的一個標準。當我們需要比較及分析一個人的體重對於不同高度的人所帶來的健康影響時，BMI 數值是一個中立而可靠的指標。

身體質量指數（BMI）＝ 體重（公斤）÷ 身高（米）的平方（kg÷m²）

例如：一個人身高 1.75 米，體重為 68 公斤，他的 BMI ＝ 68公斤 ÷（1.75 × 1.75）＝ 22.2。

當 BMI 指數為 18.5~23.9 時屬正常。世界衛生組織（WHO）的標準為 BMI≥25 為超重，≥30 為肥胖。西亞太標準為 BMI≥23為超重，≥25 為肥胖，≥30 為嚴重肥胖。中國目前的標準為BMI≥24 為超重，≥28 為肥胖。

BMI 雖能直接反映絕大部分成人體內脂肪的百分比，但也有人認為 BMI 的計算過分簡化。按照這個計算方法，肌肉非常發達的人也會被算作超重和患肥胖症。所以對於未成年人、運動員、正在做重量訓練、懷孕或哺乳中人士、身體虛弱或久坐不動的老人等特殊羣體並不適用，而需要採用或結合其他方法，綜合評估。

3. 腰髖周徑比（Waist-Hip Ratio, WHR）

人體第 12 肋下為腰周徑，臀部最大周徑為髖徑。如果腰髖周徑比 ≥0.72，就可認為是肥胖。另外，腰圍（Waist Circumference, WC）也是衡量腹部肥胖的重要指標，《中國成人超重和肥胖症預防與控制指南》將腰圍的測量方法規定為：讓受試者直立，兩腳分開 30~40 厘米，用一根沒有彈性、最小刻度為 1 毫米的軟尺，放在右腋中線胯骨上緣與第 12 肋下緣連線的中點（通常是腰部的天然最窄部位），沿水平方向環繞腹部一周，緊貼而不壓迫皮膚，在正常呼吸下測量腰圍的長度，讀數準確至 1 毫米。世衛規定亞太地區，男性腰圍 ≥90 厘米（35 吋），女性腰圍 ≥80 厘米（31 吋）即為肥胖。

體型勻稱是現代人體美的重要特徵之一，構成體型的生物學基礎是骨骼、肌肉形態，和脂肪積累程度等三大因素，三者比例協調是體型勻稱的基礎。肥胖是指人體脂肪過量儲存，表現為脂肪細胞增多和細胞體積增大，即全身脂肪組織塊增大，與其他組織失去正常比例的一種狀態。常表現為體重增加，超過了相應身高所確定的標準體重。

世界上有多少個胖子？

世界上有多少胖子誰也説不清楚，由於國家、地區、人種等不同，肥胖的標準也不盡相同，加上統計方式等諸多因素，很難有一個準確的報導。但有一點是肯定的，近幾十年，全世界肥胖症發病率不斷升高，已經引起各國的廣泛重視。

世界上的肥胖症人數，自 1980 年以來增長了近一倍。2008年，全球 20 歲及以上的成年人中有超過 14 億人超重，其中 2億多男性和近 3 億女性為肥胖。據英國《每日郵報》(Daily Mail) 2013 年 7 月 8 日報導，聯合國公佈的報告顯示，墨西哥已經超過美國，成為世界上肥胖和超重率最高的國家。墨西哥肥胖率達32.8%，超過美國的 31.8%。

中國曾是世界上最瘦的國家之一，但是目前中國超重和肥胖問題的發展速度並不慢。中國衛生部於 2004 年公佈的中國營養與健康綜合性調查結果顯示，中國成人超重率為 22.8%，肥胖率為 7.1%，估計人數分別為 2 億和 6000 多萬。大城市成人超重率與肥胖現患率分別高達 30% 和 12.3%，兒童肥胖率已達 8.1%，應引起高度重視。另外，據人民網等媒體報導，一項 2010 年發表的研究報告稱，中國目前肥胖人口達 3.25 億人，增幅超過美國、英國和澳洲。

香港的肥胖人口一度呈上升的趨勢，據稱，世衛於 2000 年修訂亞太區的肥胖指標，把按 BMI 推算的身體質量指數達 25 或以上（原為 ≥30）定義為肥胖。香港肥胖男性佔整體比例即由原本的 5%，急升至 38%，較美國的 34% 和英國的 17% 還要高。
肥胖女性的比例亦由 7% 修正為 23%，情況與英國（22%）相仿。
中新網在 2010 年 5 月 1 日指出，據香港《星島日報》報導，香港
成年人差不多每兩人便有一人過重或肥胖。

　　根據衛生防護中心 2011 年的資料顯示，香港 18~64 歲人口
中，38% 屬於超重及肥胖。但據香港衛生署的統計，香港的肥
胖人口近年有下降趨勢。詳見下表：

香港肥胖人口百分比（2010~2012）

組別	2010 年	2011 年	2012 年
小學生	22.2%	21.4%	20.9%
中學生	20.3%	18.7%	18.4%
成年人	39.2%	38.1%	36.7%

註：以上數據為肥胖人口佔該組別的百分比（資料來源：香港衛生署）

肥胖症的發生原因

　　一般將肥胖症分為單純性和繼發性兩類。**單純性肥胖**是指只
有肥胖而無任何器質性疾病，佔肥胖者的 95% 以上。**繼發性肥
胖**則是繼發於其他疾病，佔肥胖者的 5% 左右。

　　究竟甚麼原因引起單純性肥胖？這是一個很大的研究課題。
大多數學者認為，過量的能量攝入和靜止型的生活方式，是導致
肥胖症的主要原因；提升肥胖發生率與遺傳因素相關。所以說，
肥胖的原因可以說出很多條，但歸納起來不外乎以下三條：

1. **吃得太多**：傳統觀點認為，無論攝入的是脂肪、碳水化合物還是蛋白質，只要進食過量，體重必然上升。如吃"油"太多、多吃碳水化合物、過量蛋白質、零食習慣、喝酒太多等。所以，提倡改變飲食習慣，均衡膳食。

2. **消耗太少**：缺少運動，休閒睡眠時間增加，基礎代謝率降低，熱能消耗減少。普遍認為，運動有助於消耗脂肪，在日常生活中，隨着交通工具發達、工作機械化、家務量減輕等，使人體消耗熱量的機會更少。另一方面，因為攝取的能量並未減少，容易形成肥胖。肥胖又導致日常的活動越趨緩慢、慵懶，更再次減低熱量的消耗，導致惡性循環，助長肥胖發生。

3. **遺傳因素**：父母體重正常，子女肥胖的機率為 7%；父母中有一人肥胖，則子女有 40% 肥胖的機率；如果父母雙方皆肥胖，子女可能肥胖的機率升高至 70%~80%。

此外，人生還有幾個容易引起肥胖的時期，如：青春期、中年期；以及人工流產後、病癒之後等，要特別留意。

肥胖症與胰島素

研究認為，造成肥胖的機理與內分泌失調密切相關，尤其是胰島素（Insulin）。近年來高胰島素血症在肥胖發病中的作用引人注目，肥胖常與高胰島素血症並存，但一般認為是高胰島素血症引起肥胖。高胰島素血症性肥胖者的胰島素釋放量，約為正常人的 3 倍。

　　胰島素在促進脂肪累積的過程中，扮演了重要的角色。脂肪儲存主要由胰島素控管，胰島素分泌增加，身體就會將卡路里儲存為脂肪；分泌減少，身體就由脂肪組織釋放脂肪"燃燒"。肥胖成因是脂肪組織和脂肪代謝的內分泌管制失衡，儲存到脂肪組織的比消耗的多。所以，只要恢復平衡就會變瘦。

　　具體來説，胰島素的作用是調節體內的葡萄糖水平。碳水化合物能刺激胰島素分泌，當人體攝入含較多碳水化合物的食物後，血液中的葡萄糖濃度會升高，胰腺隨之釋放更多胰島素，將葡萄糖濃度控制在安全水平內。可以説，胰島素扮演着體內"信使"的角色，當我們吃麵包及烘焙食物、馬鈴薯、番薯、米、麵、穀類、玉米、糖（蔗糖和高果糖的玉米糖漿）、冰淇淋、糖果、休閒飲料、果汁、香蕉等太多時，葡萄糖濃度水平升高，它會告訴肌肉、器官乃至脂肪細胞，趕快把葡萄糖吸收，轉化為熱量，去把它消耗掉。如果此時不去運動，不消耗，那葡萄糖只好轉化為脂肪貯存下來。再者，胰島素同時也會讓脂肪細胞貯存脂肪（包括一天三餐中的脂肪），作為後備能量。所以，當體內胰島素濃度較高時，脂肪細胞會貯存脂肪，日積月累下就變胖了。有研究就主張，碳水化合物、脂肪相等對於蛋白質來説更不宜多吃。

肥胖症的危害

　　肥胖的危害，直觀就是個人形象欠佳、失去自信美，並因此而帶來生活、工作上的不便或不愉快，以及心理障礙。但更嚴重的危害不在於肥胖本身，而是肥胖所引起的併發症。肥胖既是一個獨立的疾病，又是 II 型糖尿病、心血管病、高血壓、中風和多種癌症的危險因素，被世衛列為導致疾病負擔的十大危險因素之一。肥胖可引起心血管系統、呼吸系統、消化系統、內分泌系統、泌尿系統、生殖系統、神經系統、骨骼系統等的病症，以及心理疾病、皮膚疾病、腫瘤等，幾乎涉及人體所有系統。如果說"肥胖是萬病（症）之源"一點也不為過。以下我們主要介紹幾種常見的、危害明顯的病症。

1. 影響人的壽命

美國科學家一項研究表明，45 歲以上體重超過 10%，每增加 0.5 公斤，壽命相應減少 29 天。英國人壽保險公司的統計資料指出，肥胖者比體重正常者減壽 3.6~15.1 歲。也有醫學研究認為，身體肥胖的人要比體重正常的人壽命短 5~20 歲。例如，一個 35 歲的男性，如果他的實際體重超過標準體重 10%，他將少活 4.7 歲；超過 20%，則少活 9.08 歲。

2. 心血管系統疾病

冠心病正常人羣的發病率為 25%，而肥胖者為 47%，因為肥胖症患者常有高膽固醇血症，甘油三酯（Triglyceride）也高，而血脂中具有明顯保護血管作用的高密度脂蛋白膽固醇濃度降低，而低密度脂蛋白膽固醇則增高，這就會使膽固醇易於在冠狀動脈管壁沉積，形成冠心病。動脈硬化正常人羣的發病率為 28%，而肥胖者為 52%。肥胖者血清總膽固醇、甘油三酯、低密度脂蛋白膽固醇常升高，高密度脂蛋白膽固醇降低，容易導致動脈粥樣硬化。高血壓病正常人羣的發病率為 18%，而肥胖者為 60%。肥胖者讓自己的"心臟受累"了，它要"加倍用力工作"，以滿足身體的需要，久則可致心臟肥大，心肌肥厚，加上動脈硬化，血管彈性降低，因而令血壓增高。

3. 呼吸功能改變

肥胖患者肺活量降低，且肺的順應性下降，可導致多種肺功能異常，如肥胖性低換氣綜合症，臨床以嗜睡、肥胖、肺泡性低換氣症為特徵，常伴有阻塞性睡眠呼吸困難。嚴重者可致肺心綜合症（Pickwickian Syndrome）。由於腹腔和胸壁脂肪組織堆積增厚，膈肌升高而降低肺活量，肺通氣不良，引起活動後呼吸困難，嚴重者可導致低氧、發紺、高碳酸血症，甚至出現肺動脈高壓導致心力衰竭。

4. 糖尿病

糖尿病正常人羣的發病率為 1.5%，而肥胖者為 7%。大多數肥胖患者有糖耐量低減（Impaired Glucose Tolerance），故肥胖與糖尿病"密不可分"。根本原因在於肥胖者體內存在着一種特殊的"土壤"，叫做胰島素抵抗（Insulin Resistance）。胰島素是人體內最主要的降血糖激素，人在進食後將大量的糖分吸收入血液，通過血液循環運往全身各處。只有依靠胰島素，血糖才能進入細胞，被人體利用；同時血液中的葡萄糖水平會依靠胰島素維持在一定範圍內。為了克服胰島素抵抗，胰腺就會大量合成胰島素，造成了肥胖者血胰島素水平大大高於普通人，這就是所謂"高胰島素血症"。肥胖早期還可以通過高胰島素來勉強把血糖維持在正常範圍，但隨後就有可能由於過度工作，胰腺合成胰島素的功能漸漸衰竭，胰島素的生成就逐漸不能夠把血糖降低到正常範圍。久而久之，胰腺變得疲勞，最終不能充分生產胰島素，以致引起糖尿病。

5. 肌肉骨骼病變

i) **骨關節炎**：人的體重由骨骼關節支撐，由於身體長期過度負重，使關節軟骨面結構發生改變，尤其是膝關節的病變最為多見。統計顯示，多發性關節炎正常人羣的發病率為 7.8%，而肥胖者為 36%。

ii) **痛風**：肥胖者嘌呤（Purine）代謝異常，血漿尿酸增加，使痛風的發病率明顯高於正常人，肥胖患者中大約有 10% 合併有高尿酸血症，容易發生痛風。

6. 其他

肥胖能提升腫瘤的發生率，體重超過標準體重 20% 以上時，癌症的發病率在男性會增加 16%，在女性會增加 13%。一些慢性疾病如膽道結石、靜脈血栓形成等的發病率，在肥胖病人中也會增加。女性肥胖引起不孕的機率增加。此外，肥胖人接受外科手術，一般傷口癒合時間較慢，而且手術合併症的機會也隨之增加。另外，肥胖人由於動作反應遲鈍，肢體不靈活，發生外傷的機會也會增加。

中醫對肥胖症的認識

肥胖症雖然是現代都市病，但古人對肥胖體質的認識還是系統全面的，一直指導着今天的臨床運用。中醫認為肥胖屬於"本虛標實"。本虛則為氣虛；標實則為痰濕。

具體來説，**肥胖的基本病因是素體不足或後天失調；基本病機是胃強脾弱；基本病理是痰、濕、滯、氣虛。**肥胖痰濕很容易理解。為甚麼氣虛也易致肥胖呢？現在很多人看起來挺胖，但其實那些脂肪鬆鬆軟軟的，是一種虛胖，哪裏虛呢？主要是脾胃虛。脾胃是氣血生化之源，減肥需要能量，只有充足的氣血才能提供機體代謝多餘脂肪的動力，而氣血的"發動機"—— 脾胃給搞虛了，氣血無以生化，脂肪便會堆積。另外，脾主運濕，當脾虛不能運濕時，會導致水濕停滯於體內，淤結成痰，形成肥胖，所以中醫對肥胖有經典概括："肥人多痰"、"肥人多濕"、"肥人多氣虛"。

中醫認為，肥胖的病因多為素稟之盛，飲食不節，過食肥甘厚味，以及久臥、久坐。同時，與年齡、情志也有密切關係。

首先，中醫早已注意到體質（即遺傳因素）對肥胖的影響，肥胖者的子女常為肥胖，且為全身性。其次，飲食不節主要指食量過大，善食肥甘。再者，好靜惡動則易傷氣，所謂"久臥傷氣"，氣傷則氣血流行不暢，脾胃氣機呆滯，運化功能失調，水谷精微輸布障礙，化為膏脂和痰濁，滯於組織、肌膚、臟腑、經絡，而致肥胖。另外，年老體弱也易發生肥胖。《內經》云："人年四十，而陰氣自半也，起居衰也。年五十，體重，耳目不聰明矣"。說明中年以後，人體的生理機能由盛轉衰，脾的運化功能減退，運化不及，聚濕生痰，而致肥胖。至於情志因素則有兩面性，好的情緒也能發胖，就是人們常說的"心寬體胖"，心胸開朗，情志平和，脾胃健運，水谷精微充分吸收，易致肥胖；但不好的情緒也會發胖，如憂思惱怒、肝氣鬱結者，則肝鬱橫逆犯脾，致使脾運失健，水谷精微轉化輸佈失常，亦可導致肥胖。

對於肥胖症的治療，基本治則是化痰健脾。基本治法是綜合治療，如針灸、推拿、中藥、食療，並結合個人節食與運動等，共同取效。同時必須注意兩點：一是要辨標本虛實。病之初，年輕體壯者，以實證為主；中年以上者，往往本虛而標實。虛者，以氣虛為主，日久可氣虛及陽；脾虛不運，或腎虛不化，導致氣滯、痰濁壅盛，或濕邪化熱，甚則痰瘀互結。二是要辨臟腑病位。肥胖症病位有在脾、腎、心、肺、肝的不同，臨證時需加詳辨。肥胖病變與脾關係最為密切，臨床症見身體重着、神疲乏力、腹大脹滿、頭重胸悶，或有噁心、痰多者，病變主要在脾。病久累及於腎，症見腰膝酸軟疼痛，動則氣喘、嗜睡、形寒肢冷、下肢浮腫、夜尿頻多。病在心肺者，則見心悸氣短、少氣懶言、神疲自汗等。病及肝者，可見情志不暢、胸脅滿悶不適等症。

二、肥胖症的診斷

肥胖症的診斷標準

　　肥胖症是指人體脂肪堆積過多，體重超出正常的疾病。醫學界對機體脂肪過多是好是壞爭論了幾十年，直到 1985 年美國國立衛生研究院的專家委員會才達成一致意見，認為"已有大量證據表明：肥胖對健康和長壽具有不良作用，其定義為機體以脂肪的形式貯存過多的能量。"而直到 1997 年，世界衛生組織才將肥胖明確宣佈為一種疾病。

　　1. 單純性肥胖的綜合診斷標準必須具備以下條件：

　　i）病史、體檢和實驗室檢查可除外繼發性肥胖。

　　ii）實測體重超過標準體重 20% 以上，脂肪百分率超過 30%（男性超過 25%），體重指數超過 25（或 28），3 項均符合者可診斷為肥胖病，有 2 項者亦可診斷，單獨一項 BMI 符合者，也可診斷。

　　iii）為估計肥胖病預後，應同時測腰圍、腰髖周徑比值。

2. 世衛推薦採用體重指數診斷肥胖症

世衛肥胖症指南		亞洲肥胖症指南		中國肥胖分級	
肥胖分級	BMI	肥胖分級	BMI	肥胖分級	BMI
超重	≥25	超重	≥23	超重	≥24
輕度	≥30	輕度	≥25	肥胖	≥28
中度	≥35	中度	≥30	—	—
重度	≥40	重度	≥40	—	—

三、肥胖症的治療

辨證分型論治

辨證論治是根據肥胖者的不同體質、不同肥胖類型、不同臨床表現等而分成幾種常見證型。選用中藥內服，是治療肥胖的方法之一，好處是對症性強，但起效較慢，若能堅持長期服用，與其他方法相結合，一定會有理想效果。

1. 胃熱滯脾型

【症狀】多食、消谷善飢、形體肥胖、脘腹脹滿、面色紅潤、心煩頭昏、口乾口苦、胃脘灼痛、嘈雜、得食則緩、舌紅苔黃膩、脈弦滑。

【治法】清胃瀉火，佐以消導。

【方藥】小承氣湯合保和丸加減：熟大黃 12 克，連翹 10 克，黃連 6 克，枳實 10 克，厚樸 10 克，焦山楂 10 克，焦神曲 10 克，萊菔子 10 克，陳皮 10 克，法半夏 10 克，茯苓 10 克，甘草 5 克。

【加減】肝胃鬱熱、症見胸脅苦滿、煩躁易怒、口苦舌燥、腹脹納呆、月經不調、脈弦，加柴胡、黃芩、梔子；肝火致便秘者，加更衣丸；表裏俱實者，可用防風通聖散。

2. 痰濕內盛型

【症狀】形盛體胖、身體重着、肢體困倦、胸膈痞滿、頭暈目眩、口乾而不欲飲、嗜食肥甘醇酒、神疲嗜臥、苔白膩或白滑、脈滑。

【治法】燥濕化痰，理氣消痞。

【方藥】導痰湯加減：法半夏 10 克，製南星 10 克，橘紅 10 克，枳實 10 克，冬瓜皮 10 克，澤瀉 10 克，決明子 10 克，萊菔子 10 克，白朮 10 克，茯苓 10 克，生薑 10 克，甘草 10 克。

【加減】濕邪偏盛者，加蒼朮、薏苡仁、赤小豆、防己、車前子；痰濕化熱、症見心煩少寐、納少便秘、舌紅苔黃、脈滑數，可酌加竹茹、浙貝母、黃芩、黃連、瓜蔞仁；伴見舌暗或有瘀斑者，可酌加當歸、赤芍、川芎、桃仁、紅花、丹參、澤蘭。

3. 脾虛不運型

【症狀】肥胖臃腫、神疲乏力、身體困重、胸悶脘脹、四肢輕度浮腫、晨輕暮重、勞累後明顯、飲食如常或偏少，既往多有暴飲暴食史，小便不利、便溏或便秘、舌淡胖、邊有齒印、苔薄膩、脈濡細。

【治法】益氣健脾，滲水利濕。

【方藥】參苓白朮散合防己黃芪湯加減：黨參 10 克，黃芪 15 克，茯苓 10 克，白朮 10 克，桔梗 10 克，山藥 10 克，扁豆 10 克，薏苡仁 15 克，蓮子肉 10 克，陳皮 10 克，防己 10 克，豬苓 10 克，澤瀉 10 克。

【加減】脾虛水停、肢體腫脹明顯者，加大腹皮、桑白皮、木瓜；腹脹便溏者，加厚樸、陳皮、廣木香以理氣消脹；腹中畏寒者，加肉桂、乾薑等以溫中散寒。

4. 脾腎陽虛型

【症狀】形體肥胖、顏面虛浮、神疲嗜臥、腹脹便溏、自汗氣喘、下肢浮腫、尿晝少夜頻、舌淡胖、邊有齒印、脈沉細。

【治法】溫補脾腎，利水化飲。

【方藥】真武湯合苓桂朮甘湯加減：附子 10 克，桂枝 10 克，黨參 10 克，黃芪 15 克，茯苓 10 克，白朮 10 克，補骨脂 10 克，豬苓 10 克，白芍 10 克，甘草 5 克，防己 10 克。

【加減】水濕內停明顯、症見尿少浮腫，加五苓散、五皮飲；

若見畏寒肢冷者，加仙茅、仙靈脾、益智仁，並重用肉桂、附子以溫腎祛寒。

中成藥辨治

肥胖屬於慢性病症，對服湯藥不方便者，可用中成藥治療。中成藥有療效穩定、服用方便、便於攜帶等特點。一般選擇古代經方、流傳已久的中成藥，作為湯劑的一種補充治療。特別要注意三點：一是同一種中成藥一般不可連續服用超過 3 個月，以防毒副作用的累積；二是不同的中成藥有不同的適應症，同樣需要辨證，所以，最好能在中醫師指導下選擇；三是如果市場買不到的話，可以按組成成分用顆粒劑沖服。

防風通聖丸

【組成】麻黃、防風、荊芥、薄荷、連翹、桔梗、川芎、當歸、白朮、黑山梔、大黃、芒硝、石膏、黃芩、滑石、甘草、白芍。

【功效】清熱，解毒，通便。

【適應症】主治單純性肥胖屬實證者。此方應用較為廣泛，是治療單純性肥胖的最常用成藥。腹部肥胖者，伴便秘、高血壓者尤為適用。

導痰丸

【組成】半夏、橘紅、茯苓、枳實、南星、甘草。

【功效】行氣化痰消積。

【適應症】主治單純性肥胖，以痰濕內盛為主者。

香砂六君丸

【組成】木香、砂仁、陳皮、製半夏、黨參、白朮、茯苓、炙甘草。

【功效】健脾化痰。

【適應症】主治單純性肥胖，以氣虛痰濕為主者。

甘露消毒丸

【組成】滑石、綿茵陳、淡黃芩、石菖蒲、川貝母、木通、藿香、射干、連翹、薄荷、白豆蔻。

【功效】清熱瀉火，利濕消痰。

【適應症】主治單純性肥胖，以胃熱濕滯為主者。

濟生腎氣丸

【組成】熟地黃、山茱萸、牡丹皮、山藥、茯苓、澤瀉、肉桂、附子、牛膝、車前子。

【功效】溫腎益脾，利濕消痰。

【適應症】主治單純性肥胖，脾腎兩虛型、痰濕內積者。

常用中草藥

　　長期的臨床實踐證實，瀉下藥、利水滲濕藥、健脾益氣藥、化痰濁藥、活血化瘀藥和滋補肝腎藥等六類中藥，均具有明顯減肥作用。這不僅在諸多的減肥中藥、單方、驗方中得到應用，而且通過現代藥理研究，進一步闡明了能夠減肥的作用機理，這也為中西結合選擇減肥中藥提供了理論與實驗依據。以下將重點選擇介紹。

大黃

　　【性味歸經】味苦，性寒。歸胃、大腸、肝經。

　　【功效】瀉熱通便，涼血解毒，逐瘀通經，降脂減肥。

　　【現代藥理研究】能直接刺激大腸蠕動而產生瀉下作用，同時還具有抑制胃排空（Gastric Emptying）的作用，減輕體重、降低血脂。多用於胃熱濕阻型肥胖伴有便秘者。

山楂

　　【性味歸經】味酸、甘，性微溫。歸脾、胃、肝經。

　　【功效】消食化積，活血散癖，行氣健胃，袪脂減肥。

　　【現代藥理研究】能抑制膽固醇合成，增加脂肪酶的活性，還能增加心臟收縮功能及增強冠狀動脈血流作用。用於積滯型肥胖。

茯苓

【性味歸經】味甘、淡，性平。歸心、脾、腎經。

【功效】利水滲濕，減肥化痰，健脾和胃，寧心安神。

【現代藥理研究】茯苓多糖能顯著提高機體的免疫功能，並可提高抗癌藥的療效。有緩慢而持久的利尿作用，可促進鈉、鉀、氯的排出。

澤瀉

【性味歸經】味甘、淡，性寒。歸腎、膀胱經。

【功效】延年輕身，養五臟，益氣力，利小便，清濕熱。

【現代藥理研究】其主要有效成分三萜類（Triterpenoids）化合物等，有輕身減肥、降血壓、降膽固醇作用。

苡仁

【性味歸經】味甘、淡，性微寒。歸脾、胃、肺經。

【功效】健身利脾減肥，除痹清熱。

【現代藥理研究】有降血脂減肥、抗癌、增強免疫功能、鎮靜等藥理作用。

荷葉

【性味歸經】味苦，性平，無毒。歸脾、膀胱經。

【功效】輕身減肥，清暑利濕，升發清陽，止渴生津，開胃消食，涼血止血。

【現代藥理研究】具有降血脂、降膽固醇的作用。臨床用於脾虛型肥胖有較好療效，對動脈粥樣硬化、冠心病亦有效。

白朮

【性味歸經】味甘、苦，性溫。歸脾、胃經。

【功效】益氣健脾，燥濕利水，消痰祛脂。

【現代藥理研究】有強壯、抗凝血、利尿和降血糖等作用。

決明子

【性味歸經】味甘、苦、鹹，性微寒。歸肝、腎、大腸經。

【功效】清肝明目，潤腸通便。

【現代藥理研究】降血脂減肥。

蘆薈

【性味歸經】味苦，性寒。歸肝、大腸經。

【功效】美容減肥，清肝殺蟲。

【現代藥理研究】有刺激性瀉下作用。蘆薈中的蘆薈大黃素甙（Aloin）、蘆薈大黃素（Emodin）等有效成分起着增進食慾、大腸緩泄作用。服用適量蘆薈，可起到減肥作用。

當歸

【性味歸經】味甘、辛，性溫。歸肝、心、脾經。

【功效】補血活血，調經止痛，潤腸通便，祛脂減肥。

【現代藥理研究】對實驗性高脂血症有降低血脂作用，同時具有一定的抗心肌缺血作用。

針灸治療

針灸減肥是通過傳統中醫針灸方法，針灸身體相關穴位，達到調整機體內分泌的作用，最終實現減肥。針灸減肥的療效特徵如下：持續穩定療效、無毒副作用、簡便易行、價格低廉、同時治療相關併發症。對比其他的減肥方式，有如下優勢：治療方式簡單、近期療效可靠、遠期療效穩定。針灸治療可算是一種選擇最多、有益於健康的減肥方法。針灸減肥不僅能夠辨證施治取穴，調節整體，而且能夠"以肥為腧"，即那裏肥胖便針那裏的局部取穴。循經輸導，促進局部代謝，消脂減肥，達到局部減肥的目的。

1. **辨證施針**：針刺減肥主要亦根據中醫的辨證取穴，較常見的分型有痰濕內盛證、脾虛痰濕證、胃熱滯脾證、脾腎陽虛證等。

i) 痰濕內盛證

第一組穴位：梁丘、公孫、足三里、三陰交、血海、合谷、列缺、曲池、中脘、關元、天樞等。

操作：每次根據需要減肥的特定部位，選 2~6 穴位（兩側），每天以毫針針 1 次，施平補平瀉法或瀉法，得氣後留針。穴位每天交替輪換。

第二組穴位：脾俞、內關、關元、天樞、豐隆、三陰交、水分。

操作：脾俞、三陰交用補法，其餘穴位用平補平瀉法，中等刺激。每次根據需要減肥的特定部位，選 2~6 穴位（兩側），每天以毫針針 1 次，得氣後留針。穴位每天交替輪換。

以上兩組穴位可交替使用。

ii）脾虛痰濕證

主穴：①豐隆；②梁丘、公孫；③大橫、上脘、中脘、水分、三陰交。以上三組，任選一組。

配穴：偏於脾虛失運者，取脾俞、內關、天樞、關元、列缺。

手法：平補平瀉。偏於沖任失調者，取支溝、關元、帶脈、血海、太溪。

iii）胃熱滯脾證

穴位：取曲池、四滿、支溝、腹結、內庭。

操作：內庭、腹結用瀉法，其餘穴位用平補平瀉法。

iv）脾腎陽虛證

穴位：取中脘、氣海、滑肉門、大橫、梁丘、關元、足三里、三陰交、照海。

手法：平補平瀉。

2. 辨病施針：根據成人肥胖的體型不同而選擇不同的穴位。

肥胖症患者一般常見兩種體型：一種為蘋果型（也稱向心性）；一種為梨型（也稱外周性）。其分別的標準是：腰圍與臀圍的比值（腰臀比）大於 1 者為蘋果型，小於 1 者則為梨型。

i）**蘋果型**：曲池、合谷、足三里、三陰交、內庭、中脘、天樞、關元、脾俞、胃俞、陰陵泉、腎俞、太溪。以上選取 3~6 個穴位，每天一次。均為輕刺激。

ii）**梨型**：曲池、合谷、足三里、三陰交、內庭、中脘、血海、天府、上巨虛、豐隆、承漿。以上選取 3~6 個穴位，每天一次。均為輕刺激。

耳穴治療

中醫認為，耳並不是單獨孤立的聽覺器官，而是一個小的整體，是全身臟腑經絡反應點的"聚集地"，所以，通過按壓耳穴可調節人體臟腑的生理功能。研究表明，刺激耳部的淋巴管、血管、神經等組合在一起的神經道路，它通過神經叢、脊髓和大腦以後，又以神經的形式走向內臟器官，能達到改善器官功能的作用。耳穴減肥法，具有宣暢經絡、疏通氣血、宣肺化濁、利濕降脂的功效。臨床上絕大多數病人在進食前或飢餓時按壓耳穴，可減輕飢餓感，抑制人體脾胃的消化功能。經治療後普遍感覺身體輕鬆，體重下降。

實踐證明，耳穴減肥方法簡單、可操作性強，是行之有效的減肥方法。**肥胖者可以直接用手來進行按壓或利用棉花棒進行按**

壓，每天只要抽出幾分鐘，就會有不小的效果。

1. 耳穴選擇

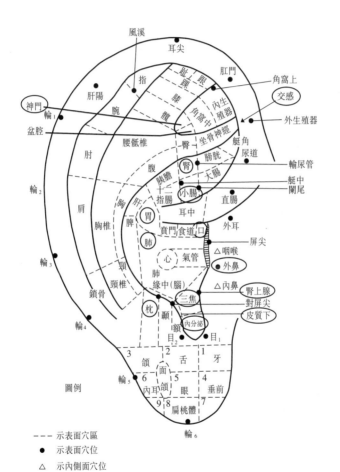

主穴：取神門、交感、內分泌、外鼻、三焦。

配穴：偏於脾虛濕阻者，配脾、胃、結腸、小腸穴；偏於脾腎陽虛者，配脾、腎；食慾亢進明顯者，配口、皮質下、腎；有家族肥胖史者，配腎、腎上腺。

2. **取穴方法**：主穴每次必用，配穴根據伴隨症狀選用。患者端坐位，耳廓用 75% 酒精消毒或用溫水擦乾淨，用耳穴定位儀在選用的穴區內逐一選準敏感點，每一穴區選擇 1 個敏感點，用探針在敏感點上稍用力壓出凹坑印記，再將王不留行籽固定在 0.5 厘米 × 0.5 厘米脫敏膠布中心，把膠布貼在耳廓皮膚上。

3. **治療方法**：每次取單側耳穴，2~3 天換貼 1 次，兩耳交替。治療期間，每天按壓耳穴 3~4 次，每次每穴按壓 1 分鐘左右。食慾亢進者進餐前或有飢餓感時多按壓。便秘者每天早晨起牀前多按壓。

4. **注意事項**：每次選穴總數以 6~10 個為宜；找準敏點再貼壓是取得療效的關鍵；潔淨耳廓時不要用涼水，以免影響定位的準確性；患者必須配合按壓，按壓時不要揉動，按壓力度以能耐受為度，不要力量太輕。如果可以的話，自己用棉花棒或筆等，在穴位上重複進行按、放的動作，按壓 20~30 次，按壓強度以不痛為原則。

刮痧治療

刮痧是用邊緣光滑的湯匙、銅錢、硬幣或較專業的牛角骨刮痧板，在病人身體的施治部位上，順序重複刮動的治療方法，是中國民間流傳的傳統療法。中國民間醫學傳統認為，皮膚出現紅點如粟，以手指撫摸皮膚感到稍有阻礙的疹點，是疾病在發展變化過程中反應在皮膚的一種表現，也是臨床許多疾病的共同症候。大部分疾病都是由於氣血瘀滯造成的，"痧"是一種病邪的排泄產物，"出痧"意味着"給邪以出路"，從而改善氣血平衡。

刮痧可以調節內分泌，促進新陳代謝平衡，抑制食慾。刮痧通過刮拭經絡產生一定的刺激作用，當這些刺激傳入脂肪組織時，可以加速脂肪分解和抑制脂肪合成。刮痧減肥是一種局部性的減肥方法，也是減肥的輔助方法之一，但因每個人的承受能力、認知程度不同，目前尚不是一種主流減肥措施。

1. 刮痧材料：刮痧板一塊或鐵湯匙一隻，嬰兒油、精油或身體乳液一瓶。

2. 刮痧方法：在身體的特定部位反覆地刮，直至皮膚上刮出深色紅斑為止。刮痧順序為由上至下、由中間至兩側。刮痧方向應為單一方向，不宜來回刮；每次刮 20 下左右。刮痧減肥要把握好力度，力度太輕瘦身效果不太好，力度太大又會刮傷皮膚，所以最好是在自己可以承受的範圍內用力快速刮拭。

3. 刮痧部位：刮痧減肥是一種局部性的減肥方法，它針對不同的部位有不同的刮痧穴位。①背部：夾脊；②腹部：天樞、大橫、氣海、關元；③下肢部：足三里、梁丘、血海、豐隆、公孫。

推拿按摩

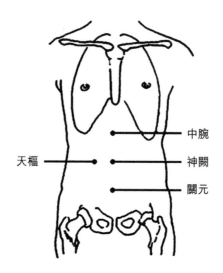

中腕

天樞

神闕

關元

　　推拿按摩減肥是在人體體表循着經絡的走向，進行點按、推拿等手法，並針對某些穴位進行重點刺激，以特定的組合推拿手法，走遍全身 12 條經絡，達到調理臟腑功能、抑制食慾、消除異常飢餓感和疲勞感，改善微循環、平衡陰陽，使體內多餘脂肪加速分解代謝轉化成能量，從而達到減肥的目的。不僅如此，推拿減肥還可以針對不同部位的局部肥胖進行按摩，有針對性的讓這些部位逐漸消瘦。主要是對腹部、腰背部、臀部脂肪堆積較多的部位進行推拿。

1. 腹部

　　仰臥位，按摩全腹。以中腕、神闕、關元為核心，先上腹再臍周，後小腹，順時針方向急速不停地摩動 6 分鐘，直至發熱為度；點按中脘、神闕、天樞、關元各 1 分鐘；提拿腹部脂肪隆起處，提拿起後停留片刻，初次手法時稍有疼痛，以能耐受為度，操作 8 分鐘；急速順時針方向摩腹 5 分鐘，至腹部熱透為度。

2. 腰背部及臀部

俯臥位，先施滾法於背部足太陽膀胱經，使背部皮膚微紅，約 5~6 遍；具體手法為：手掌背部近小指側部分貼於治療部位上，掌指關節略為屈曲，然後進行腕關節最大限度的屈伸及前臂旋轉的協同動作，使掌背近小指側部分在治療部位上作來回運動。再按壓脾俞、胃俞、腎俞、大腸俞各 1 分鐘；沿背部足太陽膀胱經自下而上捏脊 5 遍；橫擦背部兩側肩胛骨之間發熱；橫擦腰骶部發熱；施滾法於臀部和下肢，往返 5~6 遍；具體手法為：手掌背部近小指側部分貼於治療部位上，掌指關節略為屈曲，然後進行腕關節最大限度的屈伸及前臂旋轉的協同動作，使掌背近小指側部分在治療部位上作來回運動。再按壓環跳、秩邊、殷門、承山各 1 分鐘；拿提臀部及下肢肌肉 7 分鐘。每天 1 次，3 個月為一療程，1 個月休息 3 天。推拿按摩可配合按摩膏。

常用食療方
決明子茶

【材料】決明子 30 克。

【製法】用開水直接泡。

【用法】每天代茶飲服。潤腸通便，利水降脂減肥。適合肥胖症患者兼便秘者。

山楂決明子茶

【材料】陳皮 5 克，甘草 5 克，決明子 15 克，陳山楂 15 克，車前子適量。

【製法】將所有材料和 5 碗水一起煲成 1 碗水。

【用法】每天代茶飲服。消積去脂，潤腸通便減肥。

三花減肥茶

【材料】玫瑰花 10 克，茉莉花 10 克，玳瑁花 10 克，川芎 10 克，荷葉 10 克。

【製法】以上藥用開水沖泡。

【用法】代茶飲用。有寬胸利氣、降脂提神的作用。

大麥茶

【材料】大麥 30 克。

【製法】水 1 公升左右，煮沸，放入 30 克大麥，再煮 5~10 分鐘左右即可飲用。喜歡喝濃茶的可以適量加大麥茶，也可以用開水直接泡，泡 15 分鐘便可以喝。用煮的方法比較香。

【用法】代茶飲用。能健脾消食、去油膩、除熱止渴、下氣利水減肥。

烏龍茶粥

【材料】薏苡仁、乾荷葉各 30 克，赤小豆 20 克，冬瓜 100
克，烏龍茶適量。

【製法】將薏苡仁、赤小豆洗淨，和冬瓜一起放入鍋內，加
水適量，煮至豆熟米爛，再將用紗布包好的乾荷葉和烏龍茶放入
粥內，再煮 8 分鐘，取出紗布袋即可食用。

【用法】每天早晚食用。有健脾利濕、減肥輕身的作用。適
用於脾虛痰濕型肥胖症。

荷葉粥

【材料】鮮荷葉一張，粳米 100 克，冰糖少許。

【製法】鮮荷葉洗淨，切成一吋方的葉片，放入鍋內，加清水
適量，用猛火煮開後，改慢火煮 10 分鐘，去渣，放入淘淨的粳
米，加冰糖、清水適量，煮至成粥。

【用法】每天早、晚食用。能清熱消導、養陰減肥。適用於
濕熱較重的肥胖症患者。

涼拌三瓜皮

【材料】西瓜皮 200 克，黃瓜皮 100 克，冬瓜皮 200 克。

【製法】將西瓜皮刮去蠟質外皮，冬瓜皮刮去絨毛外皮，與

黃瓜皮一起，在開水鍋內焯一下，待冷卻後切成條狀，放入少許鹽、香油，裝盤食用。

【用法】可經常食用。具有清熱、利濕、減肥作用。適用於痰熱濕熱偏盛的肥胖症患者。

西醫治療

目前西醫治療肥胖病有內科藥物治療和外科手術治療。化學藥物按照其作用機制有以下幾類：食慾抑制劑、消化吸收阻滯劑、代謝刺激劑、局部脂肪分解劑、雙胍類及胰島素增敏劑。

1. 食慾抑制劑

代表藥物：西布曲明（Sibutramine），是中樞神經作用減肥藥。它通過兩條途徑減輕體重：一是抑制食慾，增加飽感，使食物攝取減少；二是增加中樞交感傳出神經的興奮性，進而興奮棕色脂肪 β3- 腎上腺素受體（β3 Adrenoceptor），增加產熱。

2. 消化吸收阻滯劑

代表藥物：賽尼可（Xenical），是非中樞作用減肥藥。它是一種強效的選擇性胃腸道脂肪酶抑制劑（Lipase Inhibitor），通過競爭抑制胰腺、胃腸道中脂肪酶的作用，進而抑制腸道中食物脂肪的分解吸收。

3. 代謝刺激劑

代謝刺激劑即激素類藥物，它能提高機體的新陳代謝，增加脂肪的分解、消耗，從而減輕體重。常用的為甲狀腺激素製劑，代表藥物為干甲狀腺片（Desiccated Thyroid Extract）、甲狀腺素（Thyroid Hormones, T_4）及三碘甲腺原氨酸（Triidothyronine, T_3）。除 $\beta 3$ 受體激動劑外，麻黃鹼與咖啡因的混合物、生長激素等，也被歸類為代謝刺激劑。

4. 局部脂肪分解劑

臨床觀察表明，通過刺激 $\beta 1$ 腎上腺素能或抑制 $\alpha 2$ 腎上腺素能可使局部脂肪動員氧化產熱。在脂肪堆積處注射去甲腎上腺素（Norepinephrine）、育亨賓鹼（Yohimbine）等可使局部脂肪動員，達到有效減肥的目的。[1]

5. 雙胍類

可以抑制肝糖元異生，減少葡萄糖的來源，增強組織對葡萄糖的攝取和利用，增強胰島素敏感性，抑制胰高血糖素（Glucagon）的釋放。目前臨床使用較多的是二甲雙胍（Metformin），可以減少肝糖輸出，改善胰島素的敏感性，不但可以降低血糖，對於減肥也有一定作用。

6. 利莫那班（Rimonabant）

為新型減肥藥，並可應用於戒煙。新近開發的利莫那班為選擇性大麻素受體（Cannabinoid Receptor）拮抗劑，作用於中樞神經系統，抑制食慾；另作用於脂肪組織誘導游離脂肪酸（Free Fatty Acids, FFA）氧化，可有效減輕體重。

7. 外科治療

手術治療只適用於嚴重的病態肥胖者。手術方式有兩種：胃形成術（Gastroplasty）和胃搭橋術。除手術外，還有皮下脂肪抽吸術，這是有創傷性減少局部脂肪堆積的方法，但並不能使肥胖得到根本治療，故很少採用。

四、減肥應用體會

綜合方案

由於肥胖嚴重損害美容和身體健康，因此應積極治療，但臨床上還沒有僅用某一種方法能減肥成功的，通常是採用綜合方案減肥，即臨床治療、控制飲食、堅持運動，這三者缺一不可。同時要注意兩點：一是遵循科學的減肥方法，任何一種減肥方法都應注意循序漸進，過於快速的減肥不但易復發，而且會危及健康或導致各種併發症。二是慎用市面上的減肥產品，以及坊間流傳的減肥方法，建議在醫師指導下選用。

在臨床治療方面，中藥內服法要以化痰為基本治法，佐以益氣健脾，堅持辨證論治為主，辨病用藥為輔的原則。針灸減肥，主要取胃經、脾經和膀胱經的背俞穴等穴位。針灸減肥的主穴是足三里、三陰交、上巨虛、天樞、關元、脾俞等 6 穴；輔穴是曲池、公孫、豐隆、中脘、支溝、氣海、肝俞等 7 穴。同時結合肥胖體形及辨證分型而選擇其他穴位。

在針灸的具體實踐中，也需注意兩點：一是並非用針的數量越多越好、刺激的量越強越好。實際上這是不利於取得療效的，針灸的雙向良性整體調節作用，是通過針對病機的穴位配伍、刺激量的適當配合、針對治療過程中病機的轉化調節治療方案而實現的。二是"哪兒肥刺哪兒"，也許可以短暫取效，但並非減肥取效的關鍵。道理很簡單，脂肪增加並不表明肥胖治療的核心在於直接刺激脂肪，脂肪增加是機體能量正平衡的表現，而調節機體能量平衡的核心，在中樞而不在脂肪細胞本身，所以只有通過刺激中樞、調節異常的能量平衡點，使正平衡現象恢復為負平衡，才能達到長期有效減肥的目的，這也是外科抽脂減肥並不能廣泛有效地減肥的主要原因。所以，建議針灸減肥方案以肘膝關節以下的穴位為重點，而不是以脂肪堆積部位為重點。

應用西藥治療肥胖症時，應密切注意、監測其可能發生的不良反應，如增加心血管事件風險、胃腸道不適、肝功能損傷等，及時調整治療方案。

認識誤區

誤區一：減肥效果每天可見？

減肥不等於減重，而是減脂肪。超過標準體重越多，一般脂肪含量也就特別多，減肥的效果越明顯。但也有些人本身超重不嚴重，因此減肥的效果也不那麼顯而易見。此外，減肥效果還與是否全身減肥有關，一些局部減肥如腹部減肥，效果明顯但減重不明顯是其特點。任何減肥方法都須逐步調整，每個人對針灸的反應不盡相同，需要持續治療。

誤區二：減肥速度越快越有效？

體重不可減得太多，因為脂肪在體內具有保持體溫、保護體內重要器官、儲存能量和維持體型的作用，過多過快地減肥，會不利於健康。有研究表明，人體承受的減肥速度有限，一般為一個月不超過 7 公斤。

誤區三：只要節食就能減肥？

節食雖然在一定時期能讓你的體重下降，但是過了一段時間就會發現，體重很快就重新到達原來水平，甚至還會飆升。節食減肥的最大影響就是未老先衰，因為身體各器官得不到所需營養，會降低新陳代謝速度，令人提前老化。醫學提倡的是控制飲食、均衡飲食，從飲食結構、規律等去改變。

誤區四：針扎得越多越好？

很多美容院、減肥中心一扎就扎三、四十針，顧客也感覺針扎得多就是效果好。其實針灸需要專業知識，它有章有法，注重選穴，對減肥真正有作用的只有十幾個穴位，別的扎來也沒用，若是不小心扎錯了，可能還會帶來不良的後果。

誤區五：針刺到脂肪就行？

其實針刺應以得氣（病人有酸、脹、麻的感覺）為度，直接刺激脂肪並不能消耗脂肪。所以針刺不能太深，也不能太淺，要以有針感、得氣為有效。

誤區六：貼耳針時不能洗頭？

貼耳針時並非不能洗頭，而是要注意盡量不要沾濕耳朵。一般耳針之所以不能濕水，是怕膠布失去黏性；若是嵌針，則需要避水，因此可以試着戴上耳套再洗頭。

控制飲食

低熱量、低糖、低脂肪是肥胖者飲食的基本原則。我們在減肥治療過程中，對肥胖者的要求是合理飲食、均衡飲食、規律飲食。具體來說，就是保持正常飲食規律（一天三餐）、飲食成份科學，不吃宵夜（臨睡前 2 小時不進食，包括不進食牛奶等除水以外的液體），不吃堅果類零食。

1. **飲食總量**：控制飲食總能量的攝入，每天三餐食不過量，每頓七分飽有利於控制體重。

2. **飲食結構**：提倡低鹽、低脂、低糖、高纖維、高維他命、適當高蛋白。

3. **飲食方式**：細嚼慢嚥，早餐時間 15~20 分鐘，午餐和晚餐以 30 分鐘為宜。

4. **烹調方式**：推薦涼拌、蒸、煮、燉、水焯等健康烹調方式。

5. **戒酒建議**：酒的主要成分為酒精，1 克酒精可以提供 7,000 卡的能量，而且酒精不能在體內蓄積，其代謝要先於三大產能營養素，易導致能量過剩。酒本身也含有一定量的產能營養素。因此控制體重期間最好戒酒，特別是啤酒。

6. **三餐結構**：不吃早餐易導致午餐和晚餐時攝入量增加，使一天的食物總攝入量增加，易致肥胖。從所提供的能量上，建議三餐所提供能量佔總能量的比例分別是早：中：晚 = 25%~30%：30%~40%：30%~40%，可根據職業、勞動強度和生活習慣進行適當調整。

堅持運動

運動減肥是最科學、最環保的減肥方法，減肥是肥胖者通過一定的有氧體育運動，使其消耗身體多餘脂肪，促進新陳代謝，達到運動減肥的目的。一般來說運動量越大，運動時間越長，消耗的糖和脂肪越多。

　　建議制訂運動計劃，貴在堅持；提倡的運動形式是有氧運動，包括快走、慢跑、跳繩、打球、游泳、騎自行車、滑冰、打太極拳、跳健身操、跳舞、瑜珈、爬樓梯、登山等；運動之次數以每週三至五次為宜；建議運動強度為中、小強度。

　　運動與飲食控制互相結合，並長期堅持，可以預防肥胖或使肥胖者體重減輕。運動方式和運動量應適合具體情況，注意循序漸進，有心血管併發症和肺功能不佳的人士須更為慎重。盡量創造多活動的機會，減少靜坐時間，並鼓勵多步行。

恆心與耐心

　　減肥失敗的常見原因就是不能堅持，總是急於求成，缺乏毅力與耐心。減肥不見效果時便灰心喪氣；減肥見效時，立即回歸減肥之前的生活習慣。所以，我們勸告減肥者，減肥目標不要訂得過高，不要脫離自身實際，應該根據個人身體狀況特點制定適合自己的減肥計劃，不要過分追求骨感；不要"三天減肥，兩天曬網"。要充分認識減肥是個系統、綜合、長期的工程，不論是藥物內服、針灸推拿、食療、運動等都要堅持再堅持，將信心、恆心、耐心集於一身，就能達致健康體魄，理想身材。

參考文獻

1　Bray, G.A., Tartaglia, L.A. "Medicinal strategies in the treatment of obesity", *Nature*, 2000, 404(6778): 672~677.

第十一章　消瘦

一、認識消瘦

怎樣才算消瘦？

在物質生活豐富的今天，人們時常琢磨着如何減肥，可也有一小部分的人，卻為自己的消瘦而焦急，平時也沒少吃，就是吃不胖，常為外在形象而煩惱，對自信心造成一定的影響。究竟怎樣才算消瘦呢？

消瘦指肌肉瘦削，體重過輕，形體單薄，弱不禁風，完全失去健美的苗條感。消瘦者體重比標準體重少 20%，皮下脂肪過少（男性脂肪少於體重的 5%，女性少於 8%），外觀肌肉萎縮，皮膚粗糙而缺乏彈性，骨骼顯露。過於消瘦同樣影響體形美，並且會影響身體健康。因此，如何增肥是消瘦者日益關注的問題。

量度標準體重：

標準體重（男）=（身高厘米 −100）× 0.9（公斤）；

標準體重（女）=（身高厘米 −100）× 0.9（公斤）−2.5（公斤）

體重指數（Body Mass Index, BMI）= 個體的體重（公斤）÷

身高（米）的平方（kg÷m²）

體脂百分比，是將脂肪含量用其佔總體重的百分比的形式表示。體脂率（Body Fat Ratio, BFR）可通過以下公式用 BMI 的數值進行計算。

體脂 % = 1.2 × BMI + 0.23 × 年齡 −5.4−10.8 × 性別取值。其中男性取值為 1，女性取值為 0。該公式的優點是考慮到，具有相等 BMI 男性和女性，男性體脂含量比女性低 10%。

從營養學角度來看，當實際體重低於標準體重的 20% 時，即為消瘦；也有人根據同年齡體重下降的程度，將蛋白質與熱能營養不良分為 3 級。

1. 輕度營養不良：體重為同年齡、同性別正常體重的 75%~90%；

2. 中度營養不良：體重為同年齡、同性別正常體重的 60%~75%；

3. 重度營養不良：體重為同年齡、同性別正常體重的 60% 以下。

消瘦有哪些危害？

消瘦的危害不僅在於消瘦本身，以及影響形象，同時由於人體內的肌肉、脂肪含量過低，消瘦者不僅容易疲倦、體力差、精神差，而且抵抗力低、免疫力低、耐寒抗病能力弱，所以會經常感冒，也易患多種疾病，如貧血、浮腫、肌肉萎縮症等。中老年人則易患骨質疏鬆症；青年人則常伴有腸胃疾病；女性則易出現月經紊亂、閉經和不孕；兒童則會營養不良並影響智力發育。

內分泌疾病可導致消瘦

消瘦的原因，除了常見的原因如惡性腫瘤、慢性感染性疾病、消化道疾病、濫用某些藥物、精神性厭食等之外，還有內分泌疾病。

1. **腎上腺皮質功能減退**：各種原因導致的原發性或繼發性腎上腺皮質功能減退、皮質醇缺乏，可出現熱量攝入不足，導致體重減輕、消瘦、噁心、嘔吐等。

2. **下丘腦綜合症**：多種因素會導致下丘腦損傷，腹外側核的食餌中樞（嗜食中樞）損害，則腹內側核的飽覺中樞（厭食中樞）會相對興奮而拒食、厭食，導致消瘦。

3. **糖尿病**：因胰島素相對或絕對缺乏，同時大量葡萄糖從尿中排出而導致消瘦。

4. **甲狀腺功能亢進症**：甲狀腺素分泌過量，營養物質分解氧化，代謝增加，致消耗增加，體重下降。

5. **垂體功能減退症**：成年型垂體前葉功能減退症，即各種已知分泌激素一概缺失，稱為全垂體功能減退症，會有各種臨床表現，其中表現消瘦者佔 46%。

中醫對消瘦的認識

　　消瘦作為一個症狀，散見於多種疾病，中醫亦稱為"羸瘦"、"肉脫"。由於形體日漸消瘦，中醫常辨證為虛損病證。虛損是精氣虧損，元氣虛弱，臟腑功能低下的綜合病變的概括。形成原因有先天不足、五臟稟賦不足或老弱多病、氣血內傷，或後天失於攝養、陰陽俱損，或形神過用、損及五臟等。

　　病變臟腑主要在脾胃，消瘦與五臟六腑功能皆有關，但與脾胃的關係最為密切。胃主受納熟腐，脾主運化吸收，脾（胃）主肌肉，為後天之本，氣血生化之源，脾胃健運，則氣血生化充足，肌膚、四肢得以濡養，故而形體健碩。若胃氣失和，脾運失健，氣血生化乏源，則肌肉失於滋養，故而形體消瘦。換句話說，中醫特別強調人體消化系統功能是否正常，故治療時雖然是五臟陰陽氣血都要補足，但**治療首重調脾胃**。只有在脾胃健運的基礎上才能補陰陽精血，否則蠻補也不能吸收，並轉化為脂肪。

　　中醫還有一說，就是"瘦人多火"，就是說消瘦的人往往有內熱旺盛的現象，表現為煩躁、口乾、潮熱、手足心熱、多食易飢等。這個不正常的"火"會消灼人體的陰液，導致新陳代謝增強，熱量脂肪消耗過度，自然就會消瘦。陰液越是虛弱衰少，內火就越是嚴重，形成惡性循環。所以，**治療消瘦排在第二位的就是養陰**。陰補足了，陽就不亢了，陰陽也處於平衡狀態。補陰則以補肝腎之陰為主。

　　總之，辨證當以氣血陰陽為綱，臟腑虛候為目。消瘦的證候雖多，但總以虛證為主。治療時要根據氣血同源、陰陽互根、五臟之間的關係，而注意一虛致多虛，一臟及多臟的病變。還要注意虛中兼有實候，如脾虛生內濕、陰虛生內火等。這個"濕"、"火"，是由體內生的，中醫也稱之為"內邪"，既然屬於"邪"，中醫就辨證為實證，所以，在補陰的同時注意清內火，補脾的同時注意化內濕，這樣治療就顯得全面。

二、消瘦的治療

消瘦應防虛不受補

消瘦以虛證為主，所以，不論是食補還是藥補，總是以"補"為先。用一般人的話說，瘦人就是要吃多、吃好、吃飽，但果真是多多益善嗎？答案是否定的。以下談談"虛不受補"的問題。

所謂"虛不受補"，是中醫學對治療反應的一種說法，是指身體虛弱而又需要進行藥物或者食物調補的人，服用了補藥，或進食了補品之後，沒能達到調補的目的，甚至出現反作用或不良反應。如有些人"上火"（即熱氣），進補後出現口苦、口舌生瘡或生暗瘡；有些人"礙胃"，進補後出現胃脘飽脹、噯氣、胃口不開、舌苔膩；有些人"傷脾"，進補後出現大便稀溏，並次數增多，食後受涼更甚；還有些人進補後出現煩躁、失眠等。

"虛不受補"提醒我們以下幾點：第一，身體太虛的人，欲速則不達，不可能一口吃成胖子，往往事與願違。進補太猛、太多並不合適。第二，腸胃功能不佳，消化吸收狀況很差，甚至濕熱很重，舌苔厚膩，平時連吃飯都覺得不太消化的人，再服用滋補品，症狀必然加重。對這些人，先要祛濕之後方可進補。第三，肝鬱之人，虛不受補的情況也較這常見。肝鬱就是情緒不暢，而消瘦的人容易有心煩及不良情緒。肝鬱剋土，脾不運化，再進補必不能吸收，而會產生他症。所以，先要調情志，以疏導為先。實際上，"虛不受補"就是進補不當。

辨證分型論治

消瘦的辨證以虛證為主，虛證又要分辨是陰虛、陽虛，還是氣虛、血虛，還是相兼為病，接下來則要辨證屬於哪個臟腑的虛。通過長期的臨床實踐與總結，一般將消瘦分為以下幾型進行治療。這也是治療消瘦的主要和有效方法。

1. 脾胃虛弱型

【症狀】形體消瘦、食慾缺乏、大便稀溏、面色無華、身體倦怠、舌質淡、苔白、脈虛弱。

【治法】補氣健脾，和胃助運。

【方藥】參苓白朮散加減：黨參 30 克，黃芪 30 克，白朮（炒）15 克，茯苓 15 克，炙甘草 6 克，淮山藥 15 克，陳皮 10 克，炒穀芽 15 克，蓮子肉 20 克，薏苡仁 30 克，砂仁 3 克，大棗 4 枚。

【加減】若兼裏寒而腹痛者，加乾薑、肉桂；若氣虛下陷、見有腹部下墜者，加柴胡、升麻；食慾不振、食後難消者，加藿香、雞內金。

2. 心脾兩虛型

【症狀】形體消瘦、神疲體倦、飲食無味、面色少華、心悸健忘、頭暈目眩、多夢易醒、舌質淡、苔薄、脈細弱。

【治法】補益心脾，氣血兩補。

【方藥】**歸脾湯**加減：黨參 15 克，黃芪 15 克，白朮 10 克，茯苓 15 克，炙甘草 5 克，遠志 10 克，當歸 10 克，酸棗仁 10 克，白芍 10 克，何首烏 10 克，木香 6 克。

【加減】心慌、爪甲不榮明顯者，加熟地、阿膠；見脘悶納呆、苔膩者，加半夏、陳皮、厚樸。

3. 肝腎陰虛型

【症狀】形體消瘦、心煩易怒、五心煩熱、腰膝酸軟、口乾舌燥、顴紅、盜汗、舌紅、苔少、脈細數。

【治法】滋補肝腎，養陰除熱。

【方藥】**六味地黃丸**加減：熟地黃 15 克，山茱萸 10 克，牡丹皮 10 克，山藥 15 克，茯苓 10 克，鱉甲 15 克，女貞子 10 克，枸杞子 10 克，地骨皮 10 克，天冬 10 克，陳皮 6 克。

【加減】潮熱、盜汗、煩躁明顯者，加知母、玄參、黃柏；

兼有食少難消、脘腹脹者，加炒白朮、砂仁、焦神曲。

4. 脾腎陽虛型

【症狀】形體消瘦、面色蒼白、形寒肢冷、神倦嗜臥、不思飲食、大便溏瀉或五更泄瀉、舌質淡胖邊有齒痕、苔薄白、脈弱或沉遲。

【治法】溫補腎陽，運脾增肥。

【方藥】右歸飲加減：熟地 10 克，淮山藥 15 克，山萸肉 12 克，枸杞 15 克，製附子 10 克，補骨脂 10 克，乾薑 10 克，黃芪 20 克，黨參 15 克，白朮 15 克，陳皮 6 克，炙甘草 6 克。

【加減】晨起泄瀉明顯者，加五味子、肉豆蔻；怕冷明顯者，加肉桂、細辛；腰膝酸痛者，加杜仲、續斷；飲食減少或不易消化者，加雞內金、木香。

中成藥辨治

消瘦是個慢性恢復的過程，所以根據不同的證型，選擇運用一種或兩種中成藥，是既方便又有效的方法，可以彌補口服煎劑難以堅持長久服藥的缺點。

十全大補丸

【組成】黨參、炒白朮、茯苓、炙甘草、當歸、川芎、白芍、熟地黃、炙黃芪、肉桂。

【功效】溫補氣血。

【適應症】用於治療消瘦屬於氣血兩虛者。

香砂養胃丸

【組成】白朮、陳皮、茯苓、半夏（製）、香附（醋製）、枳實（炒）、豆蔻（去殼）、厚樸（薑製）、廣藿香、甘草、木香、砂仁、飴糖。

【功效】健脾行氣，溫中和胃。

【適應症】用於消瘦、不思飲食、食多難消、胃脘滿悶，偏於脾胃虛弱、氣滯中滿者。

附子理中丸

【組成】附子（製）、黨參、白朮（炒）、乾薑、甘草。

【功效】溫中健脾益氣。

【適應症】用於消瘦、脘腹冷痛、大便稀溏、手足不溫，偏於脾胃虛寒者。

左歸丸

【組成】熟地、山藥、枸杞子、山茱萸肉、川牛膝、菟絲子、鹿膠、龜膠。

【功效】滋陰補腎，填精益髓。

【適應症】用於治療消瘦屬於肝腎陰虛者。

右歸丸

【組成】熟地黃、山藥、山茱萸、枸杞子、菟絲子、鹿角膠、杜仲、肉桂、當歸、附子。

【功效】溫補腎陽，填精益髓。

【適應症】用於治療消瘦屬於腎陽不足或脾腎陽虛者。

常用中草藥

消瘦的人一般抵抗力都比較弱，比常人容易感冒生病，所以在辨證運用中藥的時候，結合現代藥理研究，配伍能夠提高機體免疫功能的藥物。研究表明，補益方藥大多可啟動或抑制 T 淋巴細胞（T Lymphocyte）、巨噬細胞（Macrophages）、白細胞介素（Interleukin）等細胞因子以及抗體水平，以增強或調節免疫功能，具有抗感染、抗病毒、抗腫瘤，以及防治自身免疫的作用。如補氣健脾藥中的人參、白朮、茯苓、靈芝、薏米、菌類、黨參、黃精、黃芪等，可以促進單核吞噬細胞系統（Mononuclear Phagocyte System）的吞噬功能，誘生干擾素。溫補腎陽的淫羊藿、菟絲子、肉蓯蓉、巴戟天、冬蟲夏草、補骨脂、仙茅、肉桂、鹿茸等，具有促進抗體提前形成的作用，促進淋巴細胞的轉化。養陰藥中的枸杞子、女貞子、生地、麥冬、玄參、沙參、五味子、銀耳、石斛等，可增加免疫球蛋白 IgG、IgA 及 IgM 的含量及抗體效價（Antibody Titer）和抗體生成細胞，提高血清溶菌酶（Lysozyme）活力，提高自然殺手細胞（Natural Killer Cells, NK Cells）及白細胞介素 2（Interleukin-2, IL-2）的活性，且能增加白細胞數，促進 T 細胞活性。補血藥中的阿膠、當歸、白芍、雞血藤、熟地等，對提高淋巴細胞的轉化率、增加巨噬細胞吞噬功能等皆有效。

黃芪

【性味歸經】味甘，性微溫。歸脾、肺經。

【功效】補氣健脾、升陽舉陷、益氣固表、利尿消腫、托毒生肌。

【現代藥理研究】黃芪能增強網狀內皮系統的吞噬功能，使血白細胞及多核白細胞數量顯著增加，使巨噬細胞吞噬百分率及吞噬指數顯著上升，對體液免疫、細胞免疫均有促進作用。正常人服用後，血漿 IgM，IgE 顯著增加，還具有增強病毒誘生干擾素的能力。易感冒者在感冒流行季節服用黃芪，不僅可使感冒次數明顯減少，而且可使感冒症狀較輕，病程較短。

人參

【性味歸經】味甘、微苦，性微溫。歸脾、肺、心經。

【功效】大補元氣，補脾生血。

【現代藥理研究】能提高免疫球蛋白的含量，增強網狀內皮系統（Reticuloendothelial System）吞噬功能，可以促進單核吞噬細胞系統的吞噬功能，誘生干擾素。

白朮

【性味歸經】味甘、苦，性溫。歸脾、胃經。

【功效】益氣健脾，燥濕利水，止汗，安胎。

【現代藥理研究】能明顯促進小腸蛋白質的合成，促進細胞免疫功能，有一定提升白細胞作用。

枸杞子

【性味歸經】味甘，性平。歸肝、腎經。

【功效】補腎益精，養肝明目。

【現代藥理研究】含有 14 種氨基酸，並含有甜菜鹼（Betaine）、玉蜀黍黃素（Zeaxanthin）、酸漿果紅素（Physalien）等特殊營養成分，使其具有不同凡響的保健功效。枸杞多糖，有提高巨噬細胞的吞噬功能，增強血清溶菌酶的作用，提高機體免疫功能，增強機體適應調節能力。枸杞子能顯著增加肌糖原（Muscle Glycogen）、肝糖原（Hepatic Glycogen）的貯備量，提高人體活力，有抗疲勞的作用。枸杞子有明顯促進造血細胞增殖的作用，可以使白細胞數量增多，增強人體的造血功能。

補骨脂

【性味歸經】味辛、苦，性溫。歸腎、脾、胃、肺經。

【功效】補腎助陽，納氣平喘，溫脾止瀉。

【現代藥理研究】具有促進淋巴細胞的轉化，明顯增強大鼠細胞免疫功能；還具有促進抗體提前形成，有顯著增強機體免疫功能的作用。

菟絲子

【性味歸經】味辛、甘，性平。歸肝、腎、脾。

【功效】補腎益精，養肝明目，固胎止泄。

【現代藥理研究】菟絲子水煎劑，能延遲小鼠負重游泳時間，增強小鼠在常壓下的耐缺氧能力，提高其非特異性抵抗力（Non-specific Immunity）。

針灸治療

針灸治療消瘦，與內服中藥機理一樣，只是方法不同。這是通過針與灸而達到促進臟腑的生理功能，特別是脾胃功能。五臟六腑的功能強健，陰陽氣血也就能旺盛。

1. 針刺治療

基本穴位：中脘、氣海、足三里、三陰交。脾胃虛弱明顯者，加脾俞、胃俞；肝腎陰虛明顯者，加腎俞、肝俞、太溪；脾腎陽虛明顯者，加脾俞、腎俞。

施針方法：施補法或平補平瀉，留針 30~60 分鐘，留針期間加疏波電刺激，或每隔 5~10 分鐘行針 1 次，以保持針感。脾腎陽虛加溫針或針刺後加灸。每天或隔天 1 次，療程 15~20 次。

2. 艾灸治療

第一組穴：關元、氣海、中脘、足三里、三陰交。

第二組穴：百會、大椎、神道、脾俞、腎俞。

第三組穴：身柱、至陽、命門、胃俞、膏肓。

施灸方法：每次選取一組穴位，艾炷直接灸或隔薑、隔附子餅灸，每穴 3~7 壯。也可用艾條溫和灸，每穴 10~15 分鐘。灸法只適用於脾胃虛弱和脾腎陽虛者，肝腎陰虛者不宜採用。

耳穴治療

耳穴療法就是根據耳穴與臟腑經絡的關係，通過針刺、貼壓等產生局部刺激，利用俞穴經絡的作用調節機體內臟腑的生理功能，達到治療消瘦的目的。

選穴：脾、小腸、腎上腺、內分泌。脾胃虛弱加胃、胰膽；肝腎陰虛加肝、腎；脾腎陽虛加腎、交感；心神不寧加神門；慢性腹瀉加大腸。

方法：耳部穴位用王不留行籽貼壓，每次貼壓一側耳穴，每隔 3~4 天更換 1 次，兩側耳交替貼壓。10 次為一療程。可每天飯後按壓耳穴，每穴按壓 15 下。

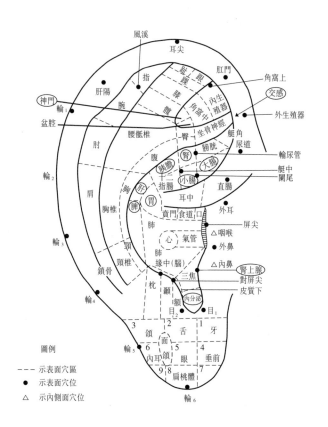

推拿按摩

對於消瘦運用推拿按摩法，重點是增強脾胃功能，增進食慾，提高對食物的消化吸收能力，起到一定增肥作用。

1. 循經按摩

i) 足陽明胃經：在腹部從不容穴至氣沖穴（均在腹部前正中線旁開 2 吋），自上而下循經推按 10 次以上。在大腿從髀關穴至梁丘穴（均在髂前上脊至髕骨外緣的連線上），自上而下循經推按 10 次。在小腿足部，沿脛骨前脊外 1 吋至第二腳趾，自上而下循經推按 10 次。

ii）足太陰脾經：在足部小腿，沿足內側和小腿內側脛骨後緣，自下而上循經推按 10 次。在腹部，從府舍穴至腹哀穴（均在腹部前正中線旁開 4 吋），自下而上循經推按 10 次。

2. 經脈穴位按摩

首先沿着足三里穴至足部厲兌穴的足陽明胃經，由上而下來回按擦 10 遍，並按揉足三里、上巨虛、下巨虛、豐隆等穴各 1 分鐘。繼而摩腹，以神闕穴（肚臍）為中心，按順時針方向緩慢摩動約 5 分鐘，再行捏脊，從白環俞穴到大抒穴，循足太陽膀胱經上行 5~7 遍，並對腎俞、胃俞、脾俞、肝俞、心俞、肺俞等穴分別用力按揉。

3. 穴位按摩

患者坐姿，全身放鬆，按順序先後點按印堂、百會、風池、內關、足三里、上巨虛、三陰交和解溪穴。方法為用右手拇指按在穴位上，按壓約 36 秒，也可以默數 36 下。然後不鬆勁，接着按順時針方向揉 9 次，逆時針方向揉 9 次，再重複一遍，共 36 次。接着仰臥在牀上，腰帶鬆開，按順序先後點按上脘、中脘、下脘、氣海 4 個穴位，方法同上。

常用食療方

八珍糕

【材料】人參 30 克，茯苓、蓮子、芡實、扁豆、薏苡仁、藕粉各 60 克，山藥 150 克。

【製法】將人參另研細末，其餘 7 味磨粉，共調勻，加入糖適量，兌水和為軟塊，製成糕狀，重 15 克，放入籠內蒸熟即成。

【用法】每次吃 1 塊，每天 2~3 次。能健脾益氣、生肌長肉。適用於脾胃虛弱的消瘦者。

人參煮羊肉

【材料】人參 40 克，地骨皮 120 克，肉蓯蓉 2 克，羊肉 350 克，羊肚一具，蔥白 2~3 根，豆豉適量。

【製法】將人參、地骨皮和肉蓯蓉碾碎，用水 1,800 毫升浸藥，經兩宿再煎，去渣取汁 600 毫升，蔥白切細和羊肉、豆豉一起，與藥汁和勻，放入羊肚內，鍋內煮熟。

【用法】食時細切，食飽為宜，能溫補氣血。適用於脾腎陽虛的消瘦者。

雙豆增肥丸

【材料】黃豆 2,000 克，黑豆 500 克，熟豬油適量。

【製法】將黃豆、黑豆洗淨，放入鍋中，用文火炒熟，取出搗碎，取末與熟豬油攪拌均勻，和丸如梧桐子般大（若黃豆般大小）。

【用法】每服 50~100 丸，溫酒送服，或嚼食亦可。能補腎填精，長肌肉，益顏色，強體力。

山藥湯圓

【材料】山藥 50 克，白糖 100 克，芝麻粉 50 克，糯米粉 500 克。

【製法】將山藥去皮，磨成粉，放入碗中，入鍋蒸熟，加入白糖、芝麻粉調勻，做成餡塊，滾上糯米粉包成湯圓，煮熟或用油炸熟、蒸熟則可食用。

【用法】經常食用。能健脾益氣增肥。

杏仁奶

【材料】鮮山藥 500 克，杏仁 400 克，牛乳 1,500 克。

【製法】將山藥去皮、洗淨，切成小塊；杏仁用水浸泡後去皮尖取仁，共研為細末，調入牛乳攪拌均勻，煮透即成，過濾取汁。再把山藥放入碗內，倒入杏仁奶汁、隔水蒸至熟爛。每天早、晚空腹各服 1 次，每次 1~2 匙，用溫水調服。

【用法】當早餐飲用。能健脾益腎，滋補增肥。

紅棗薏米粥

【材料】紅棗 10 枚，大麥適量，薏米適量。

【製法】將上述材料用溫水浸泡約 1 小時，後用猛火熬粥食用。

【用法】每天 1 劑,分 2 次服用,喝湯食棗。可補氣養血,健脾開胃增肥。

西醫治療

1. 一般治療

治療開始前需要進行臨床評估,根據引起消瘦的原因,制定相應的營養、藥物治療方案,並提供心理支援。

2. 營養治療

輕度體重減輕患者,只需要接受營養諮詢,提供青春期身體發育與飲食之間關係的健康教育;中度營養不良者可口服補充全營養配方的食物;嚴重營養不良患者需要住院治療,口服補充營養。

3. 內分泌疾病治療

腎上腺皮質功能減低症患者,需終身使用糖皮質激素(Glucocorticoid)替代治療。常用藥物包括氫化可的松(Hydrocortisone)和可的松(Cortisone)。

下丘腦綜合症患者,應當停用引起下丘腦綜合症的藥物如冬眠靈(Chlorpromazine);或以手術切除引起下丘腦綜合症的腫瘤;或用放療(適用於對放療敏感的腫瘤,如生殖細胞瘤)。

糖尿病患者,治療目標為糾正代謝紊亂、消除症狀、防止或延緩併發症的發生,提高患者生活品質。治療包括醫學營養治療、運動療法、血糖監測、藥物治療（口服藥物及胰島素）和糖尿病教育。

甲狀腺功能亢進患者，用抗甲狀腺藥物（Anti-Thyroid Drugs, ATD），或手術治療等。

垂體功能減退症患者，終身採用相應靶腺激素（Target Gland Hormones）替代治療，所有替代治療宜經口服給藥。常用藥物有潑尼松龍（Prednisone）、左甲狀腺素（Levothyroxine）、炔雌醇（Ethinylestradiol）、妊馬雌酮（Conjugated Estrogens）、甲羥孕酮（Medroxyprogesterone）等。

三、日常養護

三餐定時

研究表明，有規律地進餐，定時定量，可形成條件反射，有助消化腺分泌，更有利胃腸吸收，從而達到食物增肥的目的。細嚼慢嚥，對食物充分咀嚼次數越多，隨之分泌的唾液也越多，對胃黏膜有保護作用，能減輕胃腸負擔，是改善胃腸功能、吸收不良的良好途徑，也會幫助增肥。

營養豐富

第一，在飲食原料選擇方面，應注重三大營養素，即蛋白質、脂肪和碳水化合物的選擇和組合比例，它們是人類不可缺少的三大食物營養素。第二，除了正規用餐外，應適當增加一些動物蛋白質，如魚、肉、禽、奶、蛋等，以及含有一定熱量的飲食，如巧克力、鮮榨果汁、全脂乳酪、馬鈴薯、啤酒、葡萄乾、綠豆糕、熱狗、板栗等。養成不挑食、不偏食、不暴飲暴食、不過飽、不過飢、不過涼的飲食習慣。

有營養學家認為，想要增肥可飯後喝湯，湯裏可以適量放點肉片，提高熱量的攝入。另外，在三餐點期間還可以吃一些薯片、蛋糕類的小食品增加熱量的吸收。

對於一天的三餐有如下建議：

早餐：牛奶、豆漿、雞蛋、麥片等；

午餐：瘦肉類、魚蝦類、配大量蔬菜等；

晚餐：水果、沙律、全麥吐司等。

充足睡眠

面對工作、家庭、生活的各方面壓力，令長期睡眠不好、休息品質差，會導致體質消耗過大，每天所吸收的能量不足以應付體內的消耗，不能使各種營養物質轉化為脂肪細胞，形成各種偏瘦、極瘦等病態體質。因此，保持足夠的睡眠很重要，依年齡不同，每天睡足 6~8 小時。胖的兩個基本要素就是能吃、能睡，缺一不可。

第十二章　乳房發育不良

一、認識乳房發育不良

乳房的發育過程

　　乳房位於第二至第六肋骨水平之間的兩側胸大肌筋膜上。乳房多呈半球形，乳頭位於乳房中心，乳頭周圍是環狀的乳暈。乳房有 15~20 個腺葉，每一個腺葉可分成許多腺小葉，腺小葉由乳管和相應的腺泡組成。每一個腺葉有其相應的導管系統，以乳頭為中心作放射狀排列，分別開口於乳頭。在乳頭、乳暈部有平滑肌纖維，收縮時可使乳頭勃起，並擠壓導管排出內容物。乳暈區的皮膚含有豐富的汗腺、皮脂腺和毛囊。乳房內脂肪組織的多少，是決定乳房外形大小的主要因素之一。乳房的發育經歷胚胎期、幼兒期、青春期、月經期、妊娠期、哺乳期及老年期等不同階段。

　　1. 嬰幼兒期：乳腺處於基本"靜止"狀態。

　　2. 青春期：乳腺開始發育，常在月經初潮前 2~3 年。女性乳房整體增大，乳頭和乳暈色澤加深，繼之乳房成盤狀到最後形成半球形。乳管系統及管周組織一致發育，末端形成腺泡芽，最後形成腺小葉。

3. 月經期：在女性月經週期中，隨着雌激素、孕激素等內分泌激素的週期性變化，乳腺也相應發生週期性的增生和復舊的改變。一般認為，在月經來潮前數天，小葉內腺乳房上皮細胞肥大，胞漿中可見脂肪樣顆粒，出現分泌現象，腺管周組織水腫、充血，乳房脹大較硬，可有小結節觸及，伴有疼痛或壓痛。月經來潮後，乳腺導管變小，上皮細胞萎縮和脫落，管周組織水腫消退，乳腺小葉及腺泡的體積縮小，乳房變得較為鬆軟。妊娠期乳房的發育程度直接影響產後的乳汁分泌情況。

4. 妊娠期：在妊娠 5~6 週，乳腺即開始增生；至妊娠中期 3 個月，乳腺增生最為明顯；到妊娠期末 3 個月，乳腺進一步增生，腺泡的立方上皮開始分泌活動。哺乳期在泌乳素（Prolactin）的作用下，腺葉高度增生肥大，腺泡輪流分泌乳汁。若分娩後不哺乳，數天後乳腺即迅速發生退化。斷乳後乳腺開始復舊，經 3 個月左右會恢復到哺乳前狀態。

5. 絕經期：乳腺小葉和腺泡明顯萎縮，數量明顯減少，纖維組織和脂肪組織充填。

乳房的發育受地區、種族等因素的影響。女性乳房開始發育的時間各不相同，絕大部分女性乳房開始發育的時間在 8~13 歲之間，完全成熟在 14~18 歲之間。乳房發育多從左側開始，從開始發育到完全成熟，大約需要 3~5 年的時間。

乳房發育不良的具體表現

乳房發育不良是指一側或兩側乳房，整個或局部乳房發育不良，表現為扁平胸、乳房過小、乳房塌陷、兩側乳房不對稱、乳房凹陷等。廣義的範疇還包括乳房下垂和乳房肥大。望診胸部平坦，無曲線特點；觸診腺體組織不甚明顯；可伴同側胸大肌發育不良或缺如。

乳房發育不良多見於先天性疾病和內分泌疾病中，如多囊卵巢綜合症、庫欣綜合症（Cushing's Syndrome）等。本病直接有損美容，對女性的社交、結婚生育都會產生嚴重影響，臨床中患者還可因此出現抑鬱傾向，影響患者的心理健康，故對本病的防治日益受到關注。

影響乳房發育的因素

乳房發育的大小除受體內雌激素作用以外，還受遺傳、環境因素、營養條件、胖瘦、體育鍛煉等多種因素影響。

1. 雌激素分泌不足：卵巢功能發育不良，分泌的雌激素和孕激素減少，乳腺組織由於得不到足夠的激素刺激而影響發育。

2. 遺傳：一般來說，母親乳房瘦小，女兒的乳房也會受到一定的影響。

3. 體型：體胖的人因脂肪積聚多，乳房顯得充實突出；消瘦的人脂肪積聚少，乳房就顯得小而平坦。

4. 種族：例如，西方女性的乳房就遠比東方女性豐滿。

5. **哺乳後乳房萎縮**：通常發生於經產婦。在哺乳時，母親常習慣於某一側方向懷抱嬰兒授乳，使兩側乳房授乳機會不均等，機會多的一側在斷乳後，較對側更易萎縮退化而變小。

6. **運動**：運動不足會影響胸部的肌肉，以及胸廓、肺活量等，也會失去了促進神經反射作用、改善腦垂體的分泌的可能性。

7. **緊張、壓力、鬱悶、思慮過度**：此等原因易引致內分泌紊亂，影響雌激素的分泌，導致乳房發育不良。

8. **長期睡眠不足**：會影響腦垂體生長激素的分泌，因為生長激素以晚上分泌最多，在夜間 11:00~1:00 分泌量最旺盛，尤其是入睡 90 分鐘後分泌最多。如果長期晚睡會影響生長激素分泌，繼而影響卵巢發育。

9. **營養不良**：由於長期攝食過少，以致長期能量不足，或食物不能充分利用，或慢性消耗性疾病，以致不能維持正常代謝，出現體重不增或減輕、消瘦、乳房發育不良。

乳房發育與內分泌的關係

乳房的生長發育受多種激素影響，如腦垂體分泌的生長激素、促性腺激素、催乳素、促甲狀腺激素、促腎上腺皮質激素等；卵巢分泌的雌激素和孕激素；還有腎上腺和甲狀腺分泌的激素等。因此，乳房生長發育及其各種生理功能的發揮，均有賴於各種相關內分泌激素的共同作用。如果其中某一項或幾項激素分泌紊亂，或各種激素之間平衡失調，必然會直接或間接影響乳腺的生理功能和乳房的發育。

1. 對乳腺發生直接作用的激素

　　i) **雌激素**：雌激素是女性的主要性激素，乳房的發育與其密切相關。雌激素可以促進青春期乳腺導管的生長，和妊娠期小葉腺泡的生長，刺激促甲狀腺素、泌乳素等其他激素間接作用於乳腺。雌激素主要由卵巢的卵泡分泌，而腎上腺亦可分泌少量雌激素；妊娠中後期的雌激素則主要來源於胎盤的絨毛膜上皮（Chorionic Epithelium）。雌激素的分泌有特殊的規律性，女性青春期前雌激素分泌較少；在女性生理逐漸成熟以後，其分泌越來越多，並隨着月經的週期性而呈現週期改變。隨着青春期後卵泡的成熟，雌激素分泌旺盛，乳房發育迅速，乳腺腺管增大，脂肪堆積，乳房增大、飽滿。雌激素的分泌在女性 40 歲時開始呈下降趨勢，到了 50 歲以後週期性分泌停止。雌激素對乳腺小葉的形成及乳腺成熟，不能單獨發揮作用，必須有完整的垂體功能系統的控制。雌激素可刺激垂體前葉合成與釋放催乳素，從而促進乳腺發育。

　　ii) **孕激素**：又稱黃體素（Progesterone），主要由卵巢黃體分泌，妊娠期由胎盤分泌。孕激素中最具生理活性的是孕酮，其主要作用為促進乳腺小葉及腺泡的發育，在雌激素刺激乳腺導管發育的基礎上，使乳腺得到充分發育。大劑量的孕激素會抑制催乳素的泌乳作用。孕激素對乳腺發育的影響，不僅要有雌激素的協同作用，而且也必須有完整的垂體功能系統。

2. 對乳腺起間接作用的激素

i）卵泡刺激素（Follicle-stimulating Hormone）：由垂體前葉分泌，主要作用為刺激卵巢分泌雌激素，從而對乳腺的發育及生理功能的調節起間接作用。

ii）促黃體生成素（Luteotropic Hormone）：由垂體前葉分泌，主要作用為刺激產生黃體素，從而對乳腺的發育及生理功能的調節起間接作用。

iii）催乳素（Prolactin）：又稱泌乳素，可促進乳腺的生長和發育，分娩後催乳素分泌增加，可充分發揮其始動和維持泌乳功能，有助疏通乳腺管，防止乳腺增生。

iv）促性腺激素（Gonadotropins）：主要有尿促卵泡素（Urofollitropin）和黃體生成素（Luteinizing Hormone）。前者促進卵泡的生長、成熟，並分泌雌激素；後者參與卵泡及黃體的形成，使黃體分泌孕激素，並參與雌激素的調節。

v）促腎上腺皮質激素（Adrenocorticotropic Hormone）：具有促進腎上腺皮質的生長、發育及分泌的功能，可促進雌激素、雄激素的分泌，影響乳腺的發育。

中醫對乳房發育不良的認識

中醫認為，乳房的發育、乳汁的生成和分泌與臟腑、經絡、

氣血、津液的生理功能密切相關。由於女性的生理特點，乳房的
生理功能又與月經、胎孕、產育之間互相聯繫。在五臟六腑之
氣血津液對乳房的作用中，以腎的先天精氣、脾胃的後天水穀之
氣、肝的藏血與疏調氣機，三者對乳房的生理病理影響最大。

1. **乳房與腎**：腎藏着先天之精和後天之精，腎中精氣主要作
用是促進生長發育和生殖，如果腎虛則表現為生長發育遲緩、生
殖功能減退。女子二七腎氣盛則天癸至，月事以時下，兩乳漸豐
滿，孕育後乳汁充盈。先天稟賦不足，或因後天失養，久病耗損，
腎精虧虛，小兒生長發育遲緩，會引起乳房發育不良。

2. **乳房與胃**：胃為水穀之海，主受納飲食和腐熟水穀。女子
乳房屬胃，脾胃為氣血生化之源，脾胃氣壯，則乳房發育良好。
若脾胃運化失司，導致水液代謝障礙，水濕停聚，則痰濁內生，
痰濕蘊結於乳房胃絡，即可對乳房外形產生影響。

3. **乳房與肝**：女子乳頭屬肝，肝主疏泄，調暢氣機，由於精
神刺激、情志抑鬱不暢，或病久不癒、他臟之病影響，因病致鬱，
肝失疏泄，氣機失調，鬱滯於肝及其經脈，則乳房脹痛，甚則有
腫塊。又肝藏血，能營養乳房，若肝血虧虛，可導致所屬乳房失
於濡養，導致乳房發育不良。

4. **乳房與經絡的關係**：乳房與足少陰腎、足陽明胃、足厥
陰肝三經以及沖任二脈有密切聯繫。

i) **足少陰腎經**：該經上貫肝膈而與乳相連。

ii) **足陽明胃經**：胃經之直者，從缺盆下而貫乳中。

iii）足厥陰肝經：該經上膈，佈胸脅，繞乳頭而行。

iv）沖脈、任脈：均起於胞中，為氣血之海，上行為乳，下行為經。沖脈夾臍上行，至胸中而散；任脈循腹里，上關元，至胸中。

以上經脈的通調和灌養作用，共同維持乳房的正常生理功能。若經絡閉阻不暢，沖任失調，則可導致乳房疾病或乳房缺陷的發生。

因此，中醫治療乳房發育不良，主要治療腎、肝、脾胃。治肝腎能促進激素的分泌；治脾胃能增加血氣，化痰祛濕；治經絡能促進局部的血液運行，有利乳房發育。

二、乳房發育不良的治療

辨證分型論治

乳房發育不良是局部病變，但這是由因先、後天原因導致的全身病變所引起的。所以，中醫辨證治療是治本，是因人、因時、因地而處方不同，是極具個性化的治療方案，能調整全身的陰陽氣血，補腎、疏肝、健脾、調沖任二脈，進而能促進激素分泌，提升體內雌激素水平，可以視為治療乳房發育的首選治法。

1. 肝氣鬱結型

【症狀】乳房過小、脹滿疼痛，或結節增生，伴有精神抑鬱、善太息、胸悶不舒、心煩易怒、月經不調、舌苔薄白、脈弦滑。

【治法】疏肝解鬱。

【方藥】**逍遙散**加減：柴胡 10 克，半夏 10 克，香附 10 克，杭白芍 15 克，白朮 10 克，當歸 10 克，茯苓 30 克，玫瑰花 10 克，薄荷 5 克，丹皮 10 克，益母草 15 克。

【加減】月經不調者可加澤蘭、赤芍；痛經者加元胡、蒲黃、川楝子。

2. 痰瘀凝結型

【症狀】乳房過小或兩側乳房不對稱、結節、疼痛，伴有頭昏、腹脹、乏力、月經不調、舌質紫暗或有瘀斑、苔薄白、脈澀等。

【治法】化痰散結，活血化瘀。

【方藥】**桃紅四物湯**加味：桃仁 10 克，紅花 5 克，熟地黃 10 克，當歸 10 克，半夏 10 克，陳皮 10 克，香附 10 克，赤芍 15 克，枳殼 10 克，當歸 10 克，茯苓 30 克，丹參 10 克。

【加減】脾虛便溏者，加炒白朮、炒薏苡仁；乳房常有不適感或抽掣感，加絲瓜絡、路路通。

3. 氣血虧虛型

【症狀】扁平胸，伴形體消瘦、面色無華、氣短乏力、食慾不振、唇舌淡紅、脈細無力，或形寒肢冷、大便溏薄、苔白質淡、脈沉遲等。

【治法】補益氣血。

【方藥】**歸脾湯**加減：白朮 10 克，茯神 10 克，黃芪 15 克，當歸 10 克，龍眼肉 10 克，陳皮 10 克，酸棗仁 10 克，黨參 15 克，枳殼 10 克，當歸 10 克，茯苓 30 克，木香 10 克，炙甘草 6 克，紅棗 5 克。

【加減】陽虛怕冷明顯者，加桂枝、乾薑；腎虛腰酸明顯者，加補骨脂、續斷。

4. 肝腎不足型

【症狀】雙乳衰萎下垂、形瘦、潮熱盜汗、頭暈耳鳴、口乾咽乾、舌質紅、脈細數，或伴有腰酸乏力、神疲倦怠、月經量少、舌淡苔薄白、脈沉細等。

【治法】滋補肝腎，調攝沖任。

【方藥】**杞菊六味地黃湯**加減：枸杞子 10 克，菊花 8 克，熟地 15 克，山藥 15 克，山茱萸 10 克，茯苓 15 克，白朮 10 克，丹皮 10 克，黃芪 15 克，當歸 10 克，玉竹 10 克，天冬 10 克。

【加減】月經量少、漸至經閉者，加紅花、牛膝；腎陽虛畏寒明顯者，加附子、乾薑。

中成藥辨治

　　乳房發育不良屬於慢性調養病症，對服湯藥不方便者，可用中成藥維持治療。中成藥具有療效穩定、服用方便、便於攜帶等特點。當然，同樣需要辨證，所以最好能在中醫師指導下選擇。如果市場買不到的話，可以按組成成份用顆粒劑沖服。

逍遙丸

　　【組成】柴胡、當歸、白芍、炒白朮、茯苓、薄荷、生薑、炙甘草。

　　【功效】疏肝健脾，養血調經。

　　【適應症】用於治療乳房發育不良屬肝氣鬱結者。

歸脾丸

　　【組成】黨參、白朮、炙黃芪、炙甘草、茯苓、遠志、酸棗仁、龍眼肉、當歸、木香、大棗。

　　【功效】益氣健脾，養血安神。

　　【適應症】用於治療乳房發育不良屬心脾氣血兩虛者。

六味地黃丸

　　【組成】熟地、山藥、山茱萸、茯苓、丹皮、澤瀉。

　　【功效】滋補肝腎。

　　【適應症】適用於治療乳房發育不良屬肝腎不足者。

補中益氣丸

【組成】炙黃芪、黨參、炙甘草、白朮（炒）、當歸、升麻、柴胡、陳皮。

【功效】補中益氣，升陽舉陷。

【適應症】用於治療乳房發育不良屬脾胃虛弱、氣血不足者。

常用中草藥

根據現代藥理研究，植物性雌激素含量較高的中藥有葛根、補骨脂、當歸、女貞子、枸杞子、杜仲、銀杏等。這些中藥及其方劑所含雌激素或類雌激素物質的藥效不容忽視。乳腺腺體組織是下丘腦—垂體—性腺軸的內分泌靶器官（Target Organ）之一。在運用中醫藥理論治療乳房發育不良、乳腺疾病的過程中，這類具有雌激素或類雌激素作用的中藥及方劑常被使用。如李培英等[1]採用性激素靶器官發育的經典實驗研究方法，探討了由熟地黃、枸杞子、仙茅、肉蓯蓉、丹參等藥組成的補腎活血方，對乳腺發育的作用及機制。結果顯示，這些中藥具有顯著促進乳腺發育的作用。

人參

【性味歸經】味甘、微苦，性平。歸脾、肺、心經。

【功效】大補元氣，復脈固脫，補脾益肺，生津，安神。

【現代藥理研究】人參促性激素般作用的有效成分是人參皂

苷，它可使垂體前葉的促卵泡激素和促黃體生成素釋放增加，從而加速幼年雌性小鼠動情期的出現，同時使子宮和卵巢重量增加[2]。

甘草

【性味歸經】味甘，性平。歸心、脾、肺、胃經。

【功效】補脾益氣，潤肺止咳，清熱解毒，緩解止痛，緩和藥性。

【現代藥理研究】主要化學成分是甘草甜素（Glycyrrhizin）、甘草次酸（Glycyrrhetinic Acid）。大劑量的甘草甜素有雌激素般的作用[3]。

補骨脂

【性味歸經】味苦、辛，性大溫。歸腎、脾經。

【功效】補腎壯陽，固精縮尿，溫脾止瀉。

【現代藥理研究】補骨脂粉對去卵巢雌鼠可引起動情週期變化，使子宮重量明顯增加，有較強的雌激素般的作用[4]。

淫羊藿

【性味歸經】味甘，性溫。歸肝、腎經。

【功效】補腎壯陽，祛風除濕。

【現代藥理研究】研究表明[5]，淫羊藿煮提液能提高雌性大鼠垂體對促黃體生成激素釋放激素和促黃體生成激素的反應性，明顯增加正常大鼠垂體前葉、卵巢、子宮重量。王菲等[6]研究顯示，淫羊藿煎劑具有性激素般的作用。

巴戟天

【性味歸經】味辛、甘，性微溫。歸腎經。

【功效】補腎壯陽，祛風除濕。

【現代藥理研究】其補腎壯陽作用主要是通過提高垂體對卵巢刺激素的反應性，及卵巢對黃體生成素的反應性來實現增強下丘腦—垂體—卵巢促黃體功能[5]。

菟絲子

【性味歸經】味辛、甘，性平。歸肝、腎、脾經。

【功效】補陽益陰，固精縮尿，明目，止瀉。

【現代藥理研究】含有的黃酮對下丘腦—垂體—性腺軸功能具有多方面的影響[7]。

枸杞子

【性味歸經】味甘，性平。入肝、腎經。

【功效】滋補肝腎，養肝明目。

【現代藥理研究】對下丘腦—垂體—性腺軸功能有一定影響，枸杞煎煮液可使正常大鼠垂體前葉、卵巢、子宮重量比對照組明顯增加，卵巢人絨毛膜促性腺激素（Human Chorionic

Gonadotropin, HCG）/ 黃體生成素（Luteinizing Hormone, LH）受體特異結合力也明顯提高，對去卵巢大鼠，使其垂體對注射黃體生成素釋放激素（Luteinizing Hormone Releasing Hormone, LRH）後 LH 分泌明顯增加 [5]。

丹參

【性味歸經】味苦，性微寒。歸心、肝經。

【功效】活血調經，祛瘀止痛，養血安神。

【現代藥理研究】具有雌激素般的作用。丹參酮（Tanshinone）有較溫和、通過卵巢起作用的雌激素活性。[8]

紅花

【性味歸經】味辛、性溫。歸心、肝經。

【功效】活血化瘀，通經。

【現代藥理研究】紅花中含有 β- 穀甾醇（Sitosterol）。去卵巢小鼠注射紅花煎劑可使子宮重量明顯增加，提示中藥紅花具有雌激素般的作用 [8]。

小茴香

【性味歸經】味辛，性溫。歸肝、腎、脾、胃經。

【功效】散寒止痛，理氣和胃。

【現代藥理研究】Malini 等 [9] 用小茴香種子的丙酮提取物

（Acetone Extract）給雌性大鼠餵養 10 天後，導致陰道上皮角化及動情期循環。中劑量可使乳腺重量增加，大劑量可增加輸卵管、子宮內膜、子宮肌層、皮層及卵巢重量。結果證實，小茴香種子丙酮提取物具有雌激素般的活性。

常用食療方

玫瑰圓棗茶

【材料】龍眼肉 10 粒，紅棗 7 粒，瑰花朵適量，水 400 毫升。

【製法】將龍眼肉、紅棗置於鍋內，煮 5 分鐘後，沖泡乾燥玫瑰花朵，再加入少許冰糖調味即可。

【用法】不拘時代茶頻服。能養血順氣豐胸。

鹿龜雙膠茶

【材料】鹿膠、龜膠少許，水 300 毫升。

【製法】將鹿膠、龜膠及水一起熬大約 20 分鐘，最後放入紅糖並均勻攪拌即可。

【用法】代茶服。能養血，調補陰陽，提升雌激素水平。

三仁豆漿

【材料】核桃仁 30 克，花生米 30 克，黑芝麻 20 克、豆漿 300 毫升。

【製法】先將核桃仁、花生米和黑芝麻磨碎，然後加入豆漿一起煮，煮沸後即成。

　　【用法】可早晚服。能養血益腎豐胸，提升雌激素水平，兼具養顏潤膚。

牛奶杞子湯

　　【材料】枸杞子 30 克，百合 20 克，銀耳 30 克，牛奶 500 毫升，冰糖適量。

　　【製法】將銀耳、枸杞子、百合洗淨。加水少許，先煮 10 分鐘，再放入牛奶煮沸即成。

　　【用法】可早晚代茶服。能養血益陰豐胸，提升雌激素水平。

歸芪羊肉湯

　　【材料】羊肉 1 公斤，蜂蜜 200 克，當歸身 200 克，覆盆子 50 克，肉豆蔻 50 克，黃芪 100 克。

　　【製法】羊肉洗淨，切成片或絲。將羊肉、當歸身、覆盆子、肉豆蔻、黃芪全部入鍋，加水同煲約 10 小時，取濃汁，去渣留肉，再加入蜂蜜，熬成麥芽糖般即可食用。

　　【用法】肉香湯甜，可喝湯吃肉。能益氣養血，溫陽補腎，促進雌激素分泌。

黃豆排骨湯

　　【材料】豬排骨 500 克，黃豆 50 克，大棗 10 枚，黃芪 20 克，麥芽 20 克，桃仁 10 克，生薑片、鹽各適量。

【製法】將豬排骨洗淨，剁成塊，黃豆、大棗、生薑洗淨，黃芪、麥芽、桃仁洗淨，用紗布包好成藥包。鍋內加水，用中火燒開，放入排骨、黃豆、大棗、生薑和藥包，用文火煮 2 小時，揀去藥包，加鹽調味即成。

【用法】肉香湯鮮，可喝湯、吃肉及黃豆、大棗。能益氣養血，活血通經，增加雌激素水平。

山藥豬蹄煲

【材料】山藥 100 克，豬蹄 250 克，花生仁（生）30 克，黃豆 20 克，鹽 2 克。

【製法】將山藥洗淨，去皮切塊。豬蹄洗淨，切塊，入沸水中焯一下，撈出。再將山藥、豬蹄、花生米、黃豆放入砂鍋中，加精鹽及適量水，中火燉至豬蹄爛熟即成。

【用法】可喝湯、吃肉及黃豆、花生。能益氣養血，活血通經，可補充雌激素、蛋白質、脂肪、膠原蛋白、鋅等，起豐胸作用。

推拿豐胸法

通過對胸部簡單的按摩推拿，刺激胸部及其周圍的肌肉與穴位，可以促進胸部血液循環，為胸部提供營養。此外，也可以因而刺激雌激素分泌，對胸部發育起到一定效果。同時，還能起到預防乳腺良性腫塊、乳腺增生以及防止乳腺管堵塞等作用。以下推薦幾種簡單易行的推拿豐胸法 [10]。

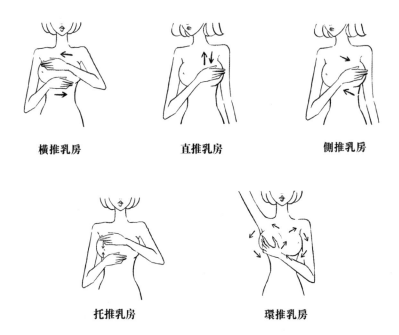

橫推乳房　　　　　　直推乳房　　　　　　側推乳房

托推乳房　　　　　　環推乳房

1. **橫推乳房**：用一手放在乳房上方，另一手放在乳房下方，進行橫向對擦 30 次，再換手交替操作。

2. **直推乳房**：先用右手掌面在左側乳房上方着力，均勻柔和地向下直推至乳房根部，再向上沿原路線推回，反覆推 20~50 次，再換左手按摩右乳房。

3. **側推乳房**：用左手掌根和掌面自胸部正中着力，橫向推按右側乳房至腋下，返回時五指面連同乳房組織回帶，反覆推 20~50 次，再換右手按摩左乳房。

4. **托推乳房**：右手托扶右側乳房的底部，左手放在右乳房上部與右手相對，兩手相向，向乳頭推摩 20~50 次。若乳頭下陷，可在按摩的同時用手指將乳頭向外牽拉數次。

5. **環推乳房**：先用一手掌置於兩乳房之間，做對側乳房圍繞推摩一圈，再做同側乳房圍繞推摩一圈，呈 "∞" 字形做 20 次，兩手交替操作。

穴位按摩豐胸法

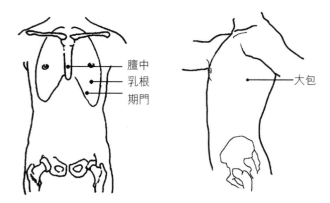

通過刺激與胸部有關的穴位，能夠疏通乳房相關經絡，提高乳房組織對自身激素的敏感性，促進乳房發育。

1. 膻中

【穴位】胸骨正中線上，與第四、五根肋骨交界的地方，兩乳頭正中間。

【方法】以手指指面或指節向下按壓，並做圈狀按摩。

【功效】豐胸，通暢乳腺；改善胸悶胸鬱，寬胸利膈。

2. 乳根

【穴位】乳房下緣，胸部兩側，第五與第六肋骨之間，左右距胸中行（即乳中穴下）各 10 厘米（3 指寬度的兩倍）外側處。

【方法】以手指指面或指節向下按壓，並做圈狀按摩。

【功效】健胸，通暢乳腺，改善乳汁分泌不足。

3. 大包

【穴位】腋窩下，距腋下約 14 厘米處（4 指寬度的兩倍），即側臥舉臂，在腋下 6 吋、腋中線上，第六肋間隙處取穴。

【方法】以手指指面或指節向下按壓，並做圈狀按摩。

【功效】行氣解鬱，寬胸通乳。

4. 期門

【穴位】左右乳頭正下方第六肋間內端處。

【方法】以手指指面或指節向下按壓，並做圈狀按摩。

【功效】化瘀解鬱，通暢乳腺。

5. 大椎

【穴位】正坐，低頭。大椎穴位於人體的頸部下端，第七頸椎棘突下凹陷處。如果突起骨不太明顯，先活動頸部，不動的骨節為第一胸椎，約和肩平齊。

【方法】擴胸點穴。先將雙手指間交叉置於脖子後，雙上肢同時做向後擴展 5~10 次，再將兩手中指、無名指、小指併攏，分別按壓大椎穴兩側20 次，頭稍後仰，按壓部有酸脹為宜。

【功效】通調督脈，調肝補腎，健脾益氣，潤膚豐胸。

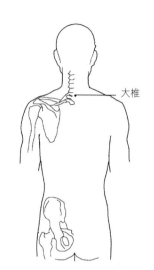

大椎

自我按摩豐胸法

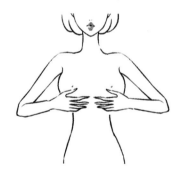
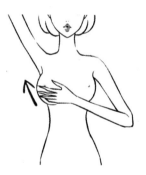

1. 五指分開成弓形，指腹置於乳房周圍，垂直向下壓放數次，然後手指向內輕輕用力抓放數次，最後以雙手托蓋乳房上，在其表面旋轉按摩。每天至少 1 次，2 個月左右即見效果。注意按摩時不可觸及乳頭。

2. 用手按摩乳房下側至腋下間的皮膚。因為肝經、腎經、胃經等經絡均經過此通向乳房，通過按摩可促進乳房發育。此外，還可使牽拉乳房的胸部肌肉，使其多活動，從而起隆胸豐乳之效果。按摩手法採用旋轉按摩法，一般可在晚間睡眠前進行，也可在淋浴時進行，按摩時間 10~15 分鐘，一般堅持 3 個月就能見效。

胸肌鍛煉豐胸法

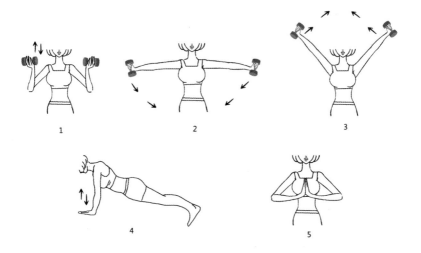

1. 仰臥，屈肘持啞鈴於兩乳旁，上臂自然分開，腰背肌肉收緊，胸部向上挺起，吸氣並收縮胸肌，伸臂，舉起啞鈴至兩臂完全伸直。稍停後，呼氣落下，啞鈴返回原位。連續做數次，做時胸部要始終挺起。

2. 仰臥，直臂提啞鈴於腿側，腰背肌收緊，挺胸，吸氣後屏住。將兩臂沿半圓弧線緩緩舉起再落下，與體位成直角。稍呼氣，在呼氣的同時雙臂循原弧線還原。連續做數次。

3. 仰臥，兩手掌心相對，持啞鈴向上伸直，深吸氣，屏氣將兩臂緩緩向兩側下方伸展至約 120 度，胸肌充分伸開。然後收縮胸肌恢復預備姿勢，連續做數次。

4. 兩手分開與肩同寬俯臥，兩手支點比肩部垂線稍後些，兩腿伸直，足趾支撐地面，抬頭，緊腰，收腹。呼氣，同時兩臂彎曲，身體下降。

5. 將雙手合掌置於胸前。兩手同時向對側用力做對抗動作。注意肘關節不要下垂，兩前臂成 "一" 字形，挺胸抬頭，配合深呼吸，重複 8~10 次。呼吸與用力配合的方法是：用胸式呼吸在 4 秒內吸足空氣，同時雙掌盡量用力，肩臂自會發抖，然後，用 4 秒時間徐徐呼氣，去力、放鬆。一呼一吸共約 8 秒，作為一次計 [2]。

西醫治療

西醫治療乳房發育不良主要有三種方法：第一種是針對乳房發育不良，伴月經不正常，其緣由主要是**性腺發育不良**，例如先天性卵巢發育不良，先天性無卵巢等。由於卵巢不能分泌雌激素，致使乳房組織不能充沛發育而滯留在兒童階段的乳房狀態，也無月經來潮。此時已不只是乳房部分的問題，而是與內分泌疾病有關，要及早治療，恰當補充雌激素。第二種是針對乳房發育不良，是由於**慢性營養不良、慢性消耗性疾病**引起。這就需要增強營養，治療慢性病。第三種主要是針對乳房發育不良，是**遺傳性原因**，則可採取隆胸術。主要隆胸術包括：1. 注射法：注射氨魯米特（Aminoglutethimide）凝膠，或自體脂肪顆粒注射；2. 假體植入法：矽凝膠假體，或鹽水充注式假體。

三、豐胸的注意事項

乳房自我檢查

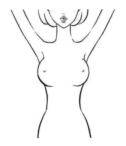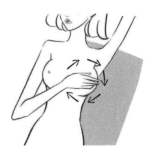

　　乳房自我檢查非常重要，方法是先站在鏡前，仔細觀察兩乳房的外觀有無改變，然後平臥於牀上，將枕頭墊於肩部以下使肩部抬高，右手臂舉過頭，左手指併攏，平坦地放在右乳房表面，用指掌面輕柔地平貼着進行乳腺各部位的觸摸，從外上開始，沿順時針方向依次檢查 2~3 圈，然後換右手以同樣方法檢查左乳。檢查時間最好在每次月經乾淨後的 1 週內。

　　如果近期自檢發現雙側乳房不對稱、乳房有腫塊或硬結，或質地變硬、乳房皮膚有水腫、凹陷，乳暈有濕疹般的改變，乳頭有溢液、溢血等異常現象，應立即向專科醫生諮詢並檢查。

綜合運用有協同與加強效果

豐滿的乳房是女性特有的美。要使女性乳房堅挺、集中、提升、結實而富有彈性，必須使用綜合措施，活化乳腺組織、淋巴組織、脂肪組織和激化卵巢分泌，包括中藥調理、飲食與食療、針灸、推拿、按摩、自我按摩、健身運動，以及睡眠、情緒等各個方面都要綜合計劃，並堅持不懈。

豐胸宜早不宜遲

豐胸的時機很重要。絕大部分女性乳房開始發育的時間在8~13歲之間，完全成熟在14~18歲之間。也就是說18歲時，乳房通常已經基本發育完了，但有些人可能因為體質關係或初潮來得較晚，所以發育完全的時間可能延後。因此，當發現乳房發育不佳時，最好在18歲之前採取豐胸措施，效果相對較為理想；當然，在23歲之前豐胸也有一定效果。至於30歲以後的女性，乳房則只能保養，一般不稱為豐胸。

慎用豐乳化粧品

對於含有雌激素的美乳霜或豐乳膏要慎用。雌激素其中主要是乙烯雌酚（Diethylstilbestrol），用它塗搽乳房，因雌激素的作用，確可起到增大乳房的效果，但並不持久。所以，往往會不停地塗搽，殊不知長期地使用，會留下意想不到的禍患。乙烯雌酚經皮膚吸收後，會抑制體內分泌雌激素，引發內分泌失調，影響乳房等第二性徵的發育。乙烯雌酚可引起子宮內膜過度增生，導致經期延長，月經量增多，發生貧血。此外，還會使皮膚色素沉着，出現黑斑。更為嚴重的是，經常使用會損害肝、腎等臟器。

常吃促進乳房發育的食物

注重營養的供給，常吃對乳房發育有益的食物。維他命 E 是調節雌激素分泌的重要成分，富含維他命 E 的食物有：香蕉、牡蠣、蜂蜜、牛奶、萵苣、番茄、鮮橘、胡蘿蔔、雞蛋、花生、麥芽、牛肝、豬肉、牛肉、羊肉等。蛋白質、亞麻酸、B 族維他命是身體合成雌激素不可缺少的成分，富含蛋白質的食品有：牛奶及乳製品、蛋類、瘦肉、豆製品等；富含亞麻酸的食品有：肉類、麥類、牛奶、花生、雞蛋、核桃、麥芽等；富含 B 族維他命的食物有：大蒜、菠菜、油菜、茄子、馬鈴薯、香蕉、蓮藕、黃瓜、南瓜、動物肝臟、鱔魚、鯽魚、草魚等，可根據嗜好選擇。此外，適當地補充一些富含脂肪的食物有助乳房發育。

充足睡眠有利雌激素分泌

生長發育旺盛的青春期女性，應當有充足的睡眠和適當的體育鍛煉。女性體內的雌激素在運動和睡眠時分泌會增多，尤以晚上分泌最多，在夜間 11:00~1:00 時分泌量最旺盛。如果長期睡眠不足或晚睡，會影響生長激素的分泌，繼而影響卵巢發育，引致乳房發育不良。

堅持胸肌鍛煉與乳房按摩

乳房發育不良要注意胸肌的鍛煉，因為胸肌是支撐乳房的基礎。東方女性乳房偏小，鍛煉胸肌使胸肌發達，是增強胸部曲線的好方法。堅持每天做乳房按摩和胸肌鍛煉，持之以恆才能見效。

其他事項

1. 應佩戴合適的乳罩，以托起乳房，使其得以相對固定，有利乳房發育和防止乳房下垂。

2. 哺乳期婦女應採取正確的哺乳姿勢，以避免乳房下垂。

3. 有乳房下垂者應盡量避免勞動、運動和其他原因引起的乳房劇烈震動，防止其進一步下垂。

4. 注意心理調適。不少患者存在不同程度的抑鬱、易怒、精神衰弱等負面情緒，容易引起內分泌紊亂。應予心理疏導，保持愉悅的精神狀態。

5. 慎服避孕藥。不管哪種類型的避孕藥，基本上都是乳房的隱性殺手。口服避孕藥的主要成分為雌激素和黃體素（Progesterone），黃體素會導致水分滯留，服用者通常會出現體重明顯上升的現象。避孕藥中的雌激素，會使體內雌激素水平長期偏高，導致內分泌紊亂，也會大大增加患乳癌的危險。

參考文獻：

1 李培英、歐陽惠卿：〈補腎活血中藥對雌性幼齡大鼠乳腺發育作用及其機制的實驗研究〉，《中國中西醫結合雜誌》，2001，21(1)，頁 54~57。

2 中國藥科大學主編：《中藥辭海》，北京：中國醫藥科技出版社，1993，頁 79。

3 周黃金：《中藥藥理學》，上海：上海科學技術出版社，1986，頁 246。

4 Glazier, M.G., Bowman, M.A. "A review of the evidence for the use of phytoestrogens as a replacement for traditional estrogen replacement therapy", *Archive of Internal Medicine,* 2001 , 161(9) : 1161~1172.

5 李柄如、佘運初：〈補腎藥對下丘腦—垂體—性腺軸功能的影響〉，《中醫雜誌》，1984，25(7)，頁 63~65。

6 王菲、鄭楊、肖洪彬等：〈擇時服用淫羊藿對性激素水平的影響〉，《中醫雜誌》，2001，42(10)，頁 619~620。

7 郭洪祝、李家實〈南方菟絲子化學成分研究〉，《北京中醫藥大學學報》，2000，23(3)，頁 20~23。

8 高玉貴、王靈芝、唐冀雪：〈丹參酮的性激素樣活性〉，《中國醫學科學院學報》，1980，2(3)，頁 189~192。

9 Malini, T., Vanithakumari, G., Megala, N., et al. "Effect of Foeniculum vulgare Mill. seed extract on the genital organs of male and female rats", *Indian Journal of Physiology and Pharmacology,* 1985, 29(1) : 21~26.

10 《湖南中醫藥導報》，2000，6(2)，頁 45。